KB064786

# 물이 나다

물, 몸과 마음을 살리는 자연의 기적

채송화 지음

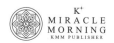

K+
MIRACLE
MORNING
KMM PUBLISHER

**목차**

# 물 마시기에 중독되면
# 인생이 바뀐다

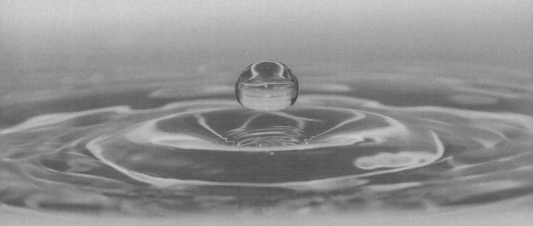

*"물은 만물의 근원. 모든 것은 물에서 시작하여 물로 돌아간다."*

고대 그리스 철학자 탈레스(Thalēs)의 말입니다. 이 말처럼 물은 만물의 근원이고, 모든 것은 물에서 시작합니다.

당신은 하루에 물을 얼마나 마시며 생활하고 있나요? 저는 물을 온종일 마시는 사람입니다. 이 책은 물 마시기에 중독된 여자의 이야기입니다. 정확히 언제부터 물 마시기에 중독되었는지는 저도 모릅니다. 편의점에 가면, 온갖 마실 것들이 즐비합니다. 하지만 저는 물만 삽니다. 전 아침에 일어나자마자 물부터 마십니다. 출근할 때는 2ℓ 짜리 생수를 들고 출근합니다. 가방이 무겁습니다. 물을 따라 마실 텀블러까지 챙깁니다. 가방이 더 무겁습니다. 그래도 그 무거운 것을 미련하게 들고 다닙니다. 어딘가에 갈 때 물을 꼭 들고 갑니다. 물이 없으면 불안합니다. 물이 없으면 물을 사야만 합니다.

저처럼 물 마시기에 중독된 사람이 있나요? 당신은 물을 얼마나 마시나요? 평소에 물 마시는데 신경을 쓰나요? 물이 없으면 불안한가요? 당신은 하루에 물을 2ℓ 이상 마시나요, 아니면 한 컵도 제대로 마시지 않나요? 자신에게 질문해보세요. 궁금합니다. 당신에게 물은 어떤 존재인가요? 물이 없으면 살 수 있나요? 이 책은 우리 삶에 필수적이지만 그 중요성을 모르고 지나쳤던 물 마시기에 관한 이야기입니다.

당신이 좀 더 건강하게 살고 싶다면 이 책을 읽어야 합니다. 건강한 사람은 물을 자주 마십니다. 물을 안 마시면 갈증이 날 뿐만 아니라, 더 심각한 문제를 초래합니다. 즉 체내의 순환이 둔해집니다. 그러면 몸속에 노폐물이 쌓이고, 막힙니다. 막히면 통증이 생기고, 심하면 병이 생기게 됩니다. 물은 건강의 필수 요소입니다. 물 마시기에 둔감해졌다면 이 책을 꼭 읽어야 합니다. 왜냐하면 당신의 몸이 망가지고 있을 수도 있기 때문입니다. 당신이 좀 더 건강하기를 원한다면 이 책이 도움이 될 것입니다. 당신이 좀 더 활기차게 살고 싶다면 이 책을 읽어야 합니다.

이 책은 **물 마시기에 대한 길잡이이자 안내서**입니다. 자신의 몸을 소중하게 생각하는 사람, 좀 더 건강하게 살고 싶은 사람, 물의 소중함을 잘 모르고 평소 살아왔던 사람, 자신도 모르게 몸이 천근만근 무거워진 사람, 건강이 예전 같지 않은 사람은 꼭 읽어야 합니다. 그뿐만 아니라 피부가 광이 나고 싶은 사람, 아기처럼 심성이 맑고 순수해지고 싶은 사람, 목소리가 좋아지고 싶은 사람, 변비로 고생하고 있는 사람은 이 책을 읽으면 좋습니다.

저는 초등학교 교사로서 8년째 근무하고 있습니다. 정리해고나 부도 걱정이 없으며 퇴직이 보장되는 공무원을 '철밥통'이라고 합니다.

충분하지는 않지만, 입에 풀칠할 수 있는 월급을 꼬박꼬박 받으며 현실에 안주할 수 있는 편안한 삶을 살고 있었습니다. 그러다 책을 쓰게 한 계기가 된 사건이 생겼습니다.

예비 신랑이 갑작스럽게 암에 걸렸습니다. 20대 후반이라는 젊은 나이에 갑자기 암이라는 소식을 들었을 때 믿을 수 없었습니다. 천하의 모든 것을 얻어도 건강을 잃는다면 아무런 소용이 없다는 사실을 깨달았습니다.

평소에 친하지는 않았지만 그래도 잘 알고 지내던 선생님이 학교에서 퇴출당했습니다. 담임교사가 학교 관리자분들과 학부모들의 요청으로 인해 바뀌었고, 본인이 원하지 않는 강제 '병가'를 쓰게 되었다는 사실은 저에게 충격을 주었습니다. **'나도 언젠가, 운이 좋지 않다면 언제든지 그런 사건의 주인공이 될 수 있다'**라는 사실은 굉장한 행동의 동기가 되었습니다.

'그냥 이렇게 교사로 살다가는 죽도 밥도 안 된다. 학교에 의지하는 것이 아니라 나 스스로 가치를 살릴 수 있는 일을 해야 한다. 나 혼자 자급자족할 방안을 찾아야 한다. 책을 쓰자. 작가가 되자. 그것만이 살길이다.'

무엇에 대한 글을 쓸까 하다가 한 문장이 떠올랐습니다.

'나는 물 마시기에 중독되었다.'

이 책을 쓰게 된 이유는 첫째, 이 책을 읽고 있는 당신을 위해서입니다. 모든 이의 삶이 물로 인해 바뀔 수 있습니다. 물은 기적이고 선물입니다. 무엇과도 바꿀 수 없는 소중한 나의 건강을 물로 찾을 수 있습니다. 둘째는 저를 위한 것입니다. 책을 너무 쓰고 싶었습니다. 그냥 교사로 안주하는 삶을 살고 싶지 않았습니다. 교사로 일하면서 항상 채워지지 않는 무언가가 있었습니다. 글로 기록함으로써 그 부족한 부분을 채우고 싶었습니다. 실제로 매일 아침 일어나 물을 마시고, 책을 쓰니 기적처럼 삶이 변했습니다.

대한민국의 평범한 30대 여자의 물 이야기를 당신에게 들려주고 싶습니다. 당신의 삶이 물로 인해 건강하고 풍요로워지길 바랍니다. 물 마시기를 통해 당신은 건강해지고, 인생이 바뀔 것입니다. 물 마시기 여행에 참여한 것을 환영합니다. 행운을 빕니다.

1장

# 왜 물에
# 중독되었을까?

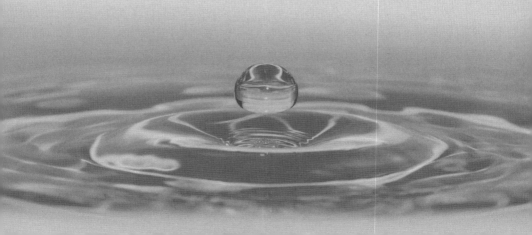

# 물은
# 살찌지 않는다

새해가 되면 항상 손꼽히는 소원이 있습니다. 바로 '살 빼기'입니다. 살을 빼면 인생이 바뀐다고 합니다. 결혼 적령기의 남녀는 조금이라도 더 능력 있고 매력적인 이성을 만나기 위해 살을 뺍니다. 나이가 들면 건강을 위해 살을 뺍니다. 살을 빼는 데 성공하면 날씬하고 탄탄한 몸매를 가지게 됩니다. 삶에 자신감이 생깁니다.

살을 빼고 싶다면 내가 자주 마시는 것이 무엇인지 돌아봐야 합니다. '마실 것'에 중독된 사람을 한 명씩 살펴보겠습니다.

**커피 중독인 사람**이 있습니다. 매일 커피 한 잔을 마시지 않으면 입안이 허전하고 일에 집중하지 못합니다. 일을 시작하기 전에 커피 한 잔은 필수입니다. 업무를 끝내고 한가할 때도 커피를 마십니다. 커피를 마시면 느껴지는 각성효과를 가져오는 카페인은 '커피에 있는 성분'이라는 뜻입니다.

**술 중독인 사람**이 있습니다. '맥주를 보리차처럼 마셔'라고 말하는 맥주파, '인생의 진정한 맛은 소주에 있어'라고 말하는 소주파, 양주파, 막걸리파 등 취향도 다양합니다. 이들은 자기 전에 꼭 한 잔해야 합니다. 술을 마시는 것은 유일한 위로이자 어두운 삶의 한 줄기 빛입니다.

앞서 이야기한 **커피와 술에는 치명적인 단점**이 있습니다. 바로 **체중을 급격히 변하게 만드는 것**입니다.

## 카페인의 진실

• 카페인은 몸의 탈수를 더 심하게 합니다. 음료 속의 수분보다 더 많은 양이 소변으로 배출됩니다.

• 카페인은 뇌 속의 멜라토닌 생산을 방해합니다. 케네스 라이트 주니어 (Kenneth Wright Jr.) 박사는 1994년 카페인의 멜라토닌 억제 효과를 밝혀냈습니다. 멜라토닌은 수면 시에 몸의 기능을 조절하여 잠을 깊이 자게 합니다. 그러므로 커피가 잠을 쫓는 이유 가운데 하나는 멜라토닌 억제 때문입니다.

카페인이 함유되고 인공감미료를 사용한 탄산음료는 일반 설탕이 들어있는 경우보다 더 위험합니다. 인공감미료는 강력한 화학약품으로서 설탕으로 가장하여 뇌세포를 속입니다. 인공감미료를 사용하는 사람들은 감미료 섭취 후 90분이 지날 때까지 음식을 탐하고, 정상적인 경우보다 많이 먹는다는 사실이 입증되었습니다. 인공감미료의 섭취는 미국 인구의 37% 이상이 비만인 이유 중 하나입니다.

## 알코올의 진실

- 알코올은 탈수를 초래합니다. 신장이 물을 쏟아내기 때문입니다.

- 알코올은 우리 몸의 비상 물 공급 시스템을 방해합니다. 바소프레신(arginine vasopressin; AVP)의 활동을 억제하며 뇌세포의 탈수를 초래합니다. 술을 많이 마신 후 나타나는 숙취는 바로 뇌의 탈수 신호입니다.

- 알코올은 중독과 기능적 우울 증세를 초래합니다.

술에 들어있는 알코올은 1g당 7kcal로 탄수화물, 단백질, 지방보다 먼저 소비됩니다. 우선 복부비만을 만듭니다. 대부분의 알코올 중독자들은 사실 극심한 탈수 상태입니다. 알코올 중독자가 물 섭취량을 늘리거나, 맥주나 독주 대신에 물을 마시게 되면, 알코올에 대한 욕구가 감소하게 되며 의외로 쉽게 음주를 멀리할 수 있습니다.

물을 마시면 체중의 증가나 감소에 큰 영향을 주지 않습니다. 오히려 몸의 부족한 수분을 채워주고 불순물과 찌꺼기를 몸 밖으로 배출시킵니다. 뇌를 억압하지 않으며, 하고자 하는 일이 무엇이든 많은 에너지를 주면서 만족감과 인내심을 높여 줍니다.

먹는 습관과 관련한 2가지 일반적인 감각이 있습니다. 하나는 음식에 대한 감각으로 흔히 공복감이라고 합니다. 두 번째는 갈증에 대한 감각입니다. 이 둘은 같은 부위에서 느껴지며, 똑같이 히스타민에 의해 유발됩니다. 2가지 신호는 혼동되기 쉬우며, 사실상 목이 마른 것을 배고픔으로 착각하기 쉽습니다.

비만한 사람들은 히스타민의 수분에 대한 요구를 음식을 섭취함으로써 만족시킵니다. 음식 역시 아데노신 3인산(ATP)으로 전환될 뿐 아니라, 미뢰(味蕾, 혀의 미각 감지 기관)를 만족시키는 데에는 물보다 낫기 때문입니다. 그러나 뇌의 ATP에 대한 요구를 만족시키기 위해서는 물이 훨씬 더 효과적이고 즉각적입니다.

《물, 치료의 핵심이다》의 저자인 의학박사 F 뱃맨겔리지(Fereydoon Batmanghelidj, M.D.)는 몸의 탈수가 비만의 근본 원인이라고 주장합니다. 그는 비만의 해결 방법으로 아주 간단한 방법을 제안합니다. **식사하기 30분 전 마다, 그리고 식후 2시간 30분마다 물 두 잔을 마시는 것입니다.**

물을 원하는 생리 작용과 음식을 원하는 생리적 작용이 구별되기 30분 정도 전에 물을 섭취합니다. 그러면 포만감을 느끼게 되어 꼭 음식이 필요한 경우에만 음식을 먹게 됩니다. 음식 섭취량은 현격히 줄어들 것입니다. 또한, 먹고자 하는 음식의 종류도 바뀌게 됩니다. 물을 충분히 마시면 살을 찌게 만드는 탄수화물보다는 단백질을 찾게 될 것이라고 합니다.

　제가 물에 중독된 이유는 살찌지 않기 때문입니다. 물을 자주 마시면 몸이 가벼워집니다. 활력이 넘칩니다. 물을 꾸준히 마시기 전보다 훨씬 상쾌한 하루를 보낼 수 있습니다. 하지만 과정이 쉽지만은 않습니다.

　물을 한 잔도 제대로 안 마시는 사람이 물 마시기에 집중하기란 쉬운 일이 아닙니다.

　편의점의 '제로 콜라', '무가당 음료', '다이어트 음료'에 눈길이 가시나요? 물을 마셔보세요. 물은 다른 어떤 음료보다 몸에 좋습니다. 인위적이지 않은 순수한, 우리 몸이 진정으로 원하는 액체입니다.

　여러분의 새해 다짐은 무엇인가요? 저는 살 빼기입니다. 아니, 물 마시기입니다. 살 빼기와 물 마시기는 오늘도 같이 갑니다.

–
# 물은
# 아름답다

햇빛이나 달빛에 비치어 바다 위에 반짝이는 잔물결을 본 적이 있나요? 순우리말로 '윤슬'이라고 합니다. 물은 아름다운 윤슬을 품고 그 스스로 아름답습니다. 이 아름다운 바다 사진을 방 곳곳에 걸어 놓은 여자를 본 적이 있습니다. 개그맨 길은지입니다.

그녀는 고된 일상을 마치고 집에 들어와 혼자 식사합니다. '물멍(넋 놓고 물 구경)'을 좋아한다며 바다를 찍은 액자를 앞에 놓고 회를 맛있게 먹습니다. 그녀가 침대 위에 액자를 놓고 마주 앉았습니다. 물에 반짝반짝 빛나는 윤슬이 가득했습니다.

시원하게 탁 트인 바다의 모습을 보면 마음이 뻥 뚫립니다. 모든 것을 품고 넘실대는 물결을 보다 보면 마음속에 도사리고 있던 온갖 불안과 고통, 두려움이 사라집니다. 물의 정화작용입니다. 물을 보는 것만으로 치유됩니다.

**'물멍'**은 물을 보며 멍하게 있는 상태를 말하는 신조어입니다. 왜 사람들은 물을 보며 '멍때리기'를 할까요? 물이 아름답기 때문입니다. 아름다움은 물 안에 녹아있습니다. 물을 바라보고 있노라면 복잡하던 마음이 단순해집니다.

물을 자세히 바라봅니다. 물속에 내 얼굴이 비칩니다. 물속에 비친 자신의 얼굴에 반해 물만 바라보다 죽은 나르키소스(Narcissus)가 생각납니다. 아름다움에 반해 그를 만졌지만, 순간 흐려지고 사라져버리는 얼굴에 절망합니다. 그의 사랑은 자신만을 향했기 때문에 고인 물이 되어 흐르지 못했습니다.

아름다운 물은 끊임없이 흐릅니다. 고인 물은 썩습니다. 코를 찌르는 냄새가 납니다. 물은 언제든지 추해질 수 있습니다. 아름다움의 반대가 추함이라면 물은 추한 것도 될 수 있습니다. 하지만 물은 본질은 아름답습니다. 물의 순수한 모습은 아름다움 그 자체입니다.

어떨 때 아름다움을 느끼는가요? 저는 물을 보고 아름다움을 느낍니다. 물 마시기에 중독된 이유는 물이 아름답기 때문입니다. 물은 사람을 아름답게 만들어줍니다.

물의 모습을 보면서 아름다움을 느낀 위대한 인물이 있습니다. 독일의 철학자 임마누엘 칸트(Immanuel Kant, 1724~1804)입니다. 그는 광활한 바다를 보며 숭고한 아름다움을 느꼈습니다.

> "미는 우리에게 어떤 것을, 자연까지도 관심을 떠나서 사랑하도록 마음을 준비시키고, 반면 숭고는 그것이 비록 우리의 관심에 거슬릴지라도 존중하도록 마음을 준비시킨다."
>
> -임마누엘 칸트, 《판단력 비판》 (1790)

그가 《판단력 비판》에서 다룬 내용은 오늘날 미학의 주요한 개념으로 자리 잡고 있습니다. 아름다움에 대한 감정(미적 판단)은 개인마다 다르게 느끼지만, 모두가 아름다움을 느낄 수 있는 능력이 있습니다.

> 거대한 바다는
> 나를 자유롭게 하고 나아가게 하네
> 힘찬 강물이 잡초를 실어 나르듯이.
> 땅과 이 땅의 힘찬 바람은
> 나를 나아가게 하고 나를 저 멀리 데려가네,
> 나의 영혼은 기쁨 속에서 휩쓸려 가네.[1]

캐나다 원주민인 우바브누크(Uvavnuk)의 시에 위와 같이 적혀 있습니다. 물의 아름다움은 시대와 공간을 초월하여 느낄 수 있습니다.

《물은 답을 알고 있다》의 저자 에모토 마사루(Emoto Masaru)는 물의 아름다움을 얼음 결정 사진으로 보여줍니다. 그는 물 결정 사진을 찍는 실험을 거듭하면서 우주의 심오한 진리로 이어지는 계단을 오릅니다. 어느 날, 어떤 한 장의 결정 사진이 그의 마음을 사로잡았습니다. 그토록 아름답고 화려한 결정을 본 적이 없었습니다.

'사랑, 감사'라는 글을 보여준 물입니다. 물이 기뻐하면서 꽃처럼 활짝 핀 모습입니다. 이 물 사진은 그의 인생을 순식간에 바꿔버릴 정도로 아름다운 결정 사진이었습니다.

인간은 물입니다. 인간의 몸은 70퍼센트가 물입니다. 씨앗이 되는 수정란은 99퍼센트가 물입니다. 태어날 때는 몸의 90퍼센트, 성인이 되면 70퍼센트, 죽을 때는 50퍼센트가 물이라고 합니다. 인간은 평생을 물 상태로 삽니다.

인간은 물이라는 아름다움을 품고 있습니다. 아름다움은 당신 안에 있습니다. 몸 안에 물이 흐르고 있기 때문입니다. 고인 물은 썩고 추해집니다. 몸을 아름답게 만들려면 물처럼 흘러야 합니다.

몸속의 물도 순환해야 하고 밖의 물도 순환해야 합니다. 물과 물이 합쳐

져 아름다운 바다가 되는 것처럼, 사람과 사람이 만나 아름다운 세상을 이룹니다. 잊지 말아야 할 점은 물이 고이지 않게 조심해야 한다는 것입니다.

아름다움은 가까이에 있습니다. 바로 내가 마시는 물, 당신이 오늘 마실 물. 그 안에 아름다움이 담겨 있습니다. 제가 물에 중독된 이유는 물이 아름답기 때문입니다. 물은 언제 봐도 아름답습니다.

–
# 물은
# 목을 보호한다

막 40대에 접어든 남자가 직장인 밴드에 들어갑니다. 연습하는 날마다 목청껏 노래를 부르다 목이 쉽니다. 일주일에 두 번씩 계속 연습실에 갔고, 목이 쉬기 전의 성량을 내기 위해 더 열심히 노래했는데, 이상하게도 목소리는 더 약해집니다. 고음을 내려고 할수록 목소리가 갈라지면서 음정이 맞지 않는 거친 소리가 나거나 아예 소리가 나지 않습니다.

공연 후 나흘 동안 후두염으로 고생합니다. 회복되자 바짝 마른 목소리가 나오더니 이내 찢어지는 듯한 거친 목소리로 바뀝니다. 큰 문제가 아니고 곧 해결되리라 믿습니다. 그러다 우연히 만난 사람이 그에게 한 말을 듣고 그 믿음이 완전히 깨집니다.

"목소리가 심각하게 상했네요." 어리둥절해하는 그에게 그녀는 단호하게 말합니다.

"노래를 하거나 말을 할 때 우리는 몸 전체를 써요. 복부, 고관절, 어깨, 등을 모두 사용하지요. 선생님처럼 목에 손상을 입게 되면 그 모든 부분이 더 열심히 일하게 되지요. 저녁때면 몹시 피곤할 거예요."

그녀는 브로드웨이 가수들과 배우들을 가르친 보컬 코치입니다. 그녀는 그에게 뭔가 있을지도 모른다며 이비인후과 의사라도 찾아가라고 권합니다. 《보이스》의 저자이자 베스트셀러 작가, 뉴욕의 저널리스트인 존 콜라핀토(John Colapinto)가 실제 경험한 일화입니다.

목은 우리 몸에서 가장 중요한 부분입니다. 목이 불안하면 몸 전체가 흔들립니다. 추운 겨울날에는 목부터 감싸곤 합니다. 목도리를 두르거나 목 윗부분까지 덮어주는 상의를 입습니다. 목은 목소리를 낼 수 있게 합니다.

목소리로 하는 말을 다른 사람들이 알아들을 수만 있으면 된다고 생각하는 사람이 있습니다. 그에게 목소리가 무엇보다 중요한 역할을 한다고 말해주고 싶습니다. 목소리는 개인의 사회적 위치와 계층, 인종의 정체성을 보여줍니다. 연인을 만드는 데 중요한 역할을 하는 것은 물론입니다. 종교, 정치, 권력에도 알게 모르게 어울리는 목소리가 숨어 있습니다.

목소리는 물을 통해 부드러워질 수 있습니다. 물은 목소리가 갈라지지 않게 예방하는 역할을 하는 동시에 거친 목소리를 치유하는 역할까지 합니다.

《모두를 위한 음성 훈련 워크북》에서 저자 자네트 넬슨(Jeannette Nelson)은 영국을 대표하는 배우들의 음성을 최적의 상태로 유지하기 위해 사용하는 훈련을 공유합니다. 그중 '수분 유지하기'는 물이 얼마나 목 상태에 중요한 역할을 하는지 알 수 있는 부분입니다.

"무엇보다도 건강한 음성을 위해서는 수분이 필요합니다. 장시간 음성을 사용하면 성대는 수분을 잃게 됩니다. 즉, 성대 주름이 서로 잘 움직이도록 돕는 성대를 덮고 있던 점액이 걸쭉해집니다. 이러한 상태에서는 성대가 제대로 진동하지 못하여 손상될 수 있습니다. 반면에 수분을 유지하면 점액이 묽고 미끈거려 성대가 순조롭게 진동할 수 있습니다."

"매일 2리터 정도의 물을 마시는 것이 좋습니다. 시간당 약 125ml 정도의 물을 마시도록 노력하세요. 이는 성대 내부까지 수분을 공급하고, 음성적으로도 신체적으로도 여러분의 피곤함을 덜어줄 수 있습니다."

"뜨거운 증기를 사용해서 외부로부터 성대에 수분을 공급할 수도 있습니다. 머리에 수건을 쓴 채 뜨거운 물이 담긴 그릇 위에서 숨을 쉬는 방법도 좋고, 미용이나 의료용 스팀기를 이용할 수도 있습니다. 격렬하게 음성을 사용하거나, 목이나 가슴에 염증이 있는 경우에도 증기를 쐬는 것이 좋습니다. 아침, 저녁으로 한 번씩, 공연할 때는 공연 시작 한 시간 전에 증기를 쏘이기 바랍니다. 물에는 아무것도 첨가하지 않는 것이 좋습니다."

- 자네트 넬슨, 《모두를 위한 음성 훈련 워크북》

목을 보호하는 데 물은 필수적입니다. 물은 목에 수분을 공급하고 부드러운 목소리가 나올 수 있게 해 줍니다. 물이 없다면 목이 갈라지고 푸석푸석한 목소리가 귀에 날카롭게 꽂힙니다. 물을 자주 마셔야 목소리가 예뻐집니다.

목은 우리 몸에서 어떤 역할을 할까요? 옛날 사람들은 목을 어떻게 생각해왔을까요?

목은 생명과도 같습니다. 예부터 우리 조상들은 목과 관련한 속담에서 목의 상징이 생명이라고 여겨 왔습니다.

## '목'과 관련된 한국 속담

- 막술에 목이 멘다 – 일이 잘되어 가다가 마지막에 탈이 난다는 말입니다.
- 송편으로 목을 따 죽지 – 칼도 아닌 송편으로 목을 딸 노릇이라는 뜻으로, 어처구니없는 일로 몹시 억울하고 원통함을 이릅니다.
- 깊은 산에서 목마르다고 하면 호랑이를 본다 – 물을 찾기 어려운 깊은 산에서는 목이 마르더라도 참으라는 말입니다.

- 목마른 사람에게 물소리만 듣고 목을 축이라 한다 – 말만 달콤하게 하고 아무런 실속이 없는 경우를 말합니다.
- 남의 말 다 들으면 목에 칼 벗을 날 없다 – 남의 말을 너무 잘 듣고 순종하면 낭패 보는 일이 많다는 뜻입니다.
- 비는 장수 목 벨 수 없다 – 잘못을 뉘우치고 사과하면 용서하게 됨을 비유적으로 이르는 말입니다.
- 물만밥이 목이 메다 – 밥을 물에 말아 먹어도 잘 넘어가지 않을 정도의 슬픈 감정을 비유적으로 이르는 말입니다.
- 물을 동이 채 마신다 – 목마르다고 하여 무거운 동이를 그대로 들어서 마신다는 뜻으로, 성미가 급한 사람을 비유적으로 이르는 말입니다.

목 관련 영어 속담에서도 목은 중요한 대목이나 지점을 가리키는 상징적인 의미로 쓰입니다.

## '목'과 관련된 해외 속담

- A narrow neck keeps the bottle from being emptied in one swing – 좁은 목은 병을 한 모금에 비우는 것을 방지한다. '병목 현상'을 연상케 합니다. 이 속담에서는 "모든 좋은 것과 나쁜 것에는 그 존재 이유가 있다."라는 뜻입니다.
- Neck and neck – 목과 목. '막상막하'의 뜻입니다. 경쟁하는 두 개가 우열의 차이가 없습니다.

목이 유난히 가는 그녀는 목을 쓰는 직업을 가졌습니다. 잘 때 목에 손수건을 두르고 잡니다. 널찍한 등산용 손수건을 목에 칭칭 감고 잡니다. 자다가 중간에 풀지 않게, 그리고 너무 꽉 조이지는 않게 헐렁한 매듭을 짓습니다.

그녀는 만나는 사람마다 잘 때 목을 따뜻하게 감고 자라고 강조합니다. 그대로 따라 하는 사람은 많지 않습니다. 그래도 엄청난 건강 비법이라고 목에 핏대를 세우며 말합니다. 목을 감고 잔 이후로 감기에 걸리지 않습니다. 다음날 몸 상태가 좋습니다.

목을 보호하는 것이 바로 물입니다. 물은 목에 수분을 공급합니다. 목이 살아 숨 쉴 수 있게 돕습니다. 목을 너무 많이 썼을 때, 목에 무리가 갔을 때 꼭 물을 마셔야 합니다. 물이 없다면 목도 없습니다.

말하는 직업을 가진 사람들은 항상 목을 보호하기 위해 노력합니다. 목 보호대, 목 베개, 목 안 아픈 발성 연습 등. 목을 보호하기 위한 여러 방법이 있습니다. 무엇보다 가장 간단하고 저렴하고 효과적인 방법은 바로 물 마시기입니다.

**제가 물에 중독된 이유는 물이 목을 보호하기 때문**입니다. 저는 말을 많이 하는 직업을 가졌습니다. 물은 말과 말 사이에 따뜻한 쉼이 되어줍니다. 황금과도 같은 침묵을 만들어줍니다.

한 모금의 물을 마십니다. 물 안에 있는 생명이 목에 닿습니다. 물이 없었다면 말을 하고 살 수 있었을까요? 물은 언제나 저에게 필요합니다. 물은 목을 보호합니다. 물을 마셔야 합니다. 그 어느 것도 물을 대체할 수 없습니다.

# 물은
# 사랑의 시작이다

"*사랑에 의해 행해지는 것은 언제나 선악을 초월한다.*"

독일의 철학자 프리드리히 니체의 말입니다. 물과 사랑은 선악을 초월하는 어떤 것입니다. 물은 사랑의 시작입니다. 물에 중독된 이유는 물이 사랑의 시작이기 때문입니다.

'사랑'하면 무엇이 떠오르시나요? 저는 에리히 프롬(Erich Pinchas Fromm)의 《사랑의 기술》이 떠오릅니다. 사랑에 대해 집요하게 파고든 그의 흔적이 존경스럽게 느껴진 책이었습니다.

'사랑도 기술처럼 지식과 노력이 필요하다.' '사랑은 정신 집중이 필요한 훈련이며 인내와 기술 습득에 대한 최고의 관심이 필요하다.' 저자는 현대인들의 단편적인 사랑에 일침을 가합니다.

사랑은 타고나는 것이 아니라 기술이며 끊임없이 연습해야 하는 것처럼, 물 마시기도 그렇습니다. 인간은 태어나자마자 물을 마시지 못합니다. 신생아들은 모유를 먹습니다. 모유가 물입니다. 모유를 2~3시간마다 먹지 않으면 죽습니다.

엄마는 사랑으로 물을 줍니다. 갓 태어난 아기에게는 엄마가 절대적인 존재입니다. 생명의 물을 주는 존재이기 때문입니다. 엄마는 밤에 잠도 푹 자지 못하고 2시간마다 아이에게 모유를 주어야 합니다. 그런 엄청난 일을 가능하게 하는 것이 바로 사랑입니다.

모유에 관한 이야기는 장 자크 루소(Jean Jacques Rousseau, 1712~1778)가 쓴 책 《에밀》에 나와 있습니다. 그는 모유의 질만큼 모유의 시기에도 조금 더 주의를 기울일 것을 제안합니다.

"처음에 나오는 젖은 매우 묽다. 그것은 틀림없이 거의 자극제 역할을 하여 갓 태어난 아기의 장자 속에 남아 있는 두꺼워진 태변을 말끔히 씻어 낼 것이다. 젖은 조금씩 진해지면서 소화력이 강해진 아기에게 차츰차츰 고형식에 가까운 양분을 제공한다. 모든 동물의 암컷에게서 젖먹이의 개월 수에 따라 젖의 농도가 저절로 달라지는 데는 분명 이유가 있다."

시간이 지남에 따라 젖의 농도가 달라집니다. 처음에 나오는 젖은 매우 묽습니다. (저는 이 부분이 참 놀라웠습니다) 처음에 나오는 젖이 매우 묽다는 것은 젖이 물과 같다는 것을 증명하는 부분입니다. 태아에게 젖은 물입니다. 물은 사랑의 시작이 분명합니다.

제 사랑은 물로 시작되었습니다. 영원한 동반자를 열심히 찾아다니던 그때 물에 집중했던 것은 우연이 아닙니다. 그리고 저는 용기를 내어 말을 걸었습니다. 함께 물을 마시자고 했습니다. 함께 밥을 먹자고 했습니다. 그 사람과 한 컵으로 물을 마시며 평생을 살아가기로 약속했습니다.


아버지는 주말마다 약수터에서 물을 떠 오셨습니다. 무거운 약수통을 들고 멀리 물 좋고 산 좋은 약수터로 갑니다. 아버지가 떠오신 약수에는 특유의 한약 냄새가 납니다. 산속에 있는 풀냄새가 납니다. 어렸을 때는 매일 마셨기 때문에 익숙했던 그 맛이 지금은 어색합니다.

초정약수. 충북 청주시 청원구에 있는 초정약수는 아버지의 약수통에 담겨 우리 가족의 피와 땀이 되었습니다. 약수는 단순히 물 한 잔이 아니라 사랑이었습니다. 다섯 가족을 먹여 살리는 가장의 무게가 담긴 물이었습니다.

그때는 몰랐습니다. 아버지가 약수를 사랑해서 떠오신 것이 아니라, 사람을 사랑해서 떠온 것이라는 사실을 말이죠. 옹기종기 모여 물 한 잔하며 이야기꽃을 피우던 그 순간을 사랑했습니다.

**아버지가 떠온 물은 사랑의 시작**이었습니다. 그 물로 온 가족이 밥을 해먹고, 모락모락 불을 피우고, 달걀을 삶아 먹었습니다. 모든 것을 할 수 있었습니다. 사랑이 담긴 물은 가족에 온기가 되었습니다.

물은 위대한 것을 담고 있습니다. **물은 사랑**입니다.

사랑에 의해 행해지는 것은 선악을 초월한다는 니체의 말처럼, 물에 의해 행해지는 것은 선악을 초월합니다. 사람도 사랑도 삶도 물처럼 흐릅니다. 물의 눈으로 보면 선과 악은 같은 것입니다. 선과 악을 구별한다고 용을 쓰는 인간의 모습이 물은 우스워 보일 테니까요.

모든 일이 흐릿해져 가는 때에 물은 사랑의 시작으로 다시 우리 눈앞에 나타납니다. **사랑의 시작은 물**입니다.

# 2장

# 나는 물에
# 중독된 여자다

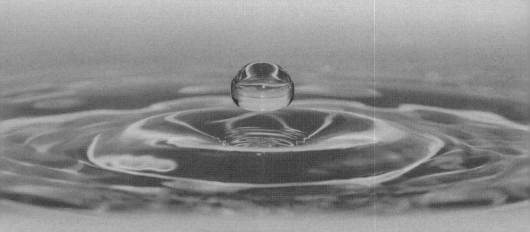

# 하루 24시간
# 물을 마신다

"우리가 진정으로 소유하는 것은 시간뿐이다. 가진 것이 달리 아무것도 없는 이에게도 시간은 있다."

17세기 훌륭한 사상가이자 궁정 고문인 발타자르 그라시안(Baltasar Gracian)의 말입니다. 모두에게 하루 24시간이라는 똑같은 양의 시간이 주어집니다. 같은 시간을 살면서도 모두 다르게 느낍니다. 철수는 "시간이 너무 빠르다."라고 하고 영희는 "시간이 너무 안 간다."라고 합니다.

'현대 경영학의 창시자'로 불리는 피터 드러커(Peter Ferdinand Drucker)는

《피터 드러커 자기 경영 노트》에서 시간의 독특한 특성을 이야기합니다.

'시간은 빌리거나 고용하거나 구매하거나 더 많이 소유할 수 없다. 시간 공급은 완전히 비탄력적이다. 아무리 수요가 커도 시간 공급은 증가하지 않는다. 시간에는 가격도 없고 한계효용 곡선도 없다. 게다가 철저히 소멸하므로 저장도 불가능하다. 어제의 시간은 절대로 돌아오지 않는다. 그러므로 시간은 언제나 심각한 공급 부족 상태에 있다. 시간은 대체 불가능하다.'

하루 동안 얼마만큼의 시간을 어떤 일에 할애했는지 알고 있나요? 사람들의 시간 감각은 생각보다 믿을 만하지 못합니다.

저는 기억력이 좋다고 자랑하고 시간을 효율적으로 사용하고 있다고 믿고 있었습니다. 그리고 한 가지 실험을 했습니다.

시간을 어떻게 사용하는지 생각해보고 잘 기록하는 것입니다. 그 기록을 몇 주일 또는 몇 달간 보관해둡니다. 이 과정에서는 일하면서 실제로 사용한 시간을 기록합니다. 결과를 비교해보면 제가 사용했다고 생각하는 시간과 실제로 기록한 시간이 거의 일치하지 않습니다.[2]

"어느 기업의 회장은 시간을 크게 세 부분으로 나누어 사용한다고 확신했다. 3분의 1은 회사 간부들과 보내고, 3분의 1은 중요 고객을 만나는 데 사용하고, 나머지 3분의 1은 지역사회 활동을 위해 쓴다고 여겼다. 그런데 6주 동안 시간 사용을 실제로 기록한 결과, 이 세 가지 활동에 시간을 거의 사용하지 않은 것으로 드러났다. 이 세 가지 활동은 그가 시간을 '꼭 내야만' 한다고 마음먹은 일에 불과했다. 그러므로 기억이란 무의식적으로 그런 일에 실제로 시간을 보내고 있는 것처럼 느끼게 만든 것에 불과하다. 실제 기록에 따르면 그 회장은 시간 대부분을 독촉하며 보냈다. 예를 들어 개인적으로 잘 아는 고객의 주문이 어떻게 처리되고 있는지 알아보고, 공장에 독촉 전화를 걸어 귀찮게 굴면서 말이다. 어쨌든 주문은 잘 처리되고 있었으며, 그의 간섭으로 오히려 일이 지연되기도 했다. 그는 비서가 자신의 시간 기록을 가져왔을 때 그것을 믿지 않았다. 그러나 두세 번 시간 기록을 더 해보고 나서야 기억보다 기록을 믿어야 한다는 사실을 겨우 받아들였다."

*- 피터 드러커, 《자기 경영 노트》*

실제로 사용하는 시간과 '머릿속 시간 사용 기록'은 일치하지 않습니다. 그러므로 내가 무슨 일에 얼마만큼의 시간을 사용했는지 답하는 것은 엄청난 노력이 필요한 일입니다. 피터 드러커는 '실제 사용 시간을 진단하라'부터 시간 관리가 시작된다고 말합니다. 나중의 기억에 의존하여 기록하는 것이 아니라 실제로 일한 그 시간에 즉시 기록해야 합니다.

그렇다면 이번에는 다른 질문을 해보겠습니다. 물을 마시는데 얼마만큼의 시간을 쓰고 있나요? 물을 마시는데 실제 사용한 시간을 기록해보았습니다.

아침에 일어나 물 한 잔 마시는데 3분. 따뜻한 물을 마시기 위해서 물을 끓이고 컵에 붓고 마시는데 10분. 생수 2ℓ를 가방에 넣고 이동하는데 5분. 강의실에 도착하여 컵에 물을 따르고 마시는데 10분. 강의 도중 물을 마시는데 15분(여러 번 마신 시간을 합했습니다). 점심 먹기 전 3분. 점심 먹은 후 5분. 오후에 10분. 저녁 먹기 전, 후 10분. 밤에 10분. 여기까지 적은 시간을 전부 더하니 81분이 나왔습니다. 약 1시간 반 정도 됩니다.

"에이~ 하루 24시간 동안 물을 마신다면서 겨우 81분밖에 안 나왔네?" 누군가 이렇게 말합니다. 반은 맞고 반은 틀렸습니다. 그 모든 시간을 통합하면 81분이 나오지만, **이 시간들이 '쪼개져 있다'**는데 핵심이 있습니다.

누군가가 저에게 81분의 시간을 주고 다음과 같이 말합니다.

"지금부터 81분 동안 물을 마십니다. 오늘 하루 동안 마실 물을 한 번에 마시는 것입니다. 시작!"

그렇다면 저는 마실 수 없다고 말합니다. 그 시간은 쪼개져 있는 시간이 아니기 때문입니다. 저는 하루 24시간 동안 물을 마신다고 했습니다. 말 그대로 24시간을 주어야 물을 마실 수 있다는 말입니다. 81분이라는 시간은 매우 적어 보입니다. 하지만 보이지 않는 시간 속에서 저는 계속 물을 생각하고 물과 함께 있습니다. 그것을 실제 사용 시간으로 기록한다는 것은 의미 없는 일입니다. 물은 언제나 함께 있기 때문입니다.

피터 드러커는 시간을 효율적으로 사용하기 위해 **'자유재량 시간을 통합하라'**고 했습니다. 목표 달성을 잘하는 사람들은 여기 15분, 저기 30분하는 식으로 시간을 쪼개 쓰지 않고 통합해서 몰입하고 집중한다고 합니다. 한 마디로 어떤 일에 성공하려면 뭉텅이 시간을 활용해야 합니다.

반대로 물 마시는 시간은 쪼개야 합니다. 시간의 연속적 통합은 업무 시간과 관련되어 있습니다. 물을 한꺼번에 많이, 한 번에 마신다고 생각해보세요. 얼마나 큰 고통일까요? 물은 자주, 조금씩 여러 번 나누어서 하루 24시간 동안 마십니다. 물을 마실 수 있는 하루 24라는 시간에 감사합니다.

"세계 종말 D-1일입니다."
오늘은 내가 살 수 있는 마지막 날입니다. 숨을 쉴 수 있는 시간이 얼마 남지 않았습니다. 남은 하루 24시간을 누구보다 가치 있게 쓰고 싶습니다.
물을 마시는데 많은 시간을 씁니다. 새벽, 아침, 오전, 점심, 오후, 저녁, 밤과 같이 시간을 가리키는 모든 말에는 물을 마신다는 말이 포함되어 있습니다. 하루 24시간 물을 마십니다.

*"세계 종말의 날에 물을 마시겠어요."* 그녀는 말합니다.
*"바보 같은 소리! 물 마시는 것은 언제든지 할 수 있는 거잖아."* 옆에 있던 그가 소리칩니다.
*"물 마시는 것을 죽어서도 할 수 있나요?"* 그녀는 그의 눈을 똑바로 바라봅니다.
*"물 마시는 게 그렇게 중요해? 내일이 종말의 날이라고! 언제 어디서도 할*

수 없는 일을 해야지!"

"도대체 그 일이 무엇인데요?"

"……."


세계 종말을 앞둔 남자와 여자의 대화입니다. 여자는 하루 24시간 물을 마십니다. 아침에 일어나서 마시고, 회사에 가기 전에도 마십니다. 회사에 도착해서 숨을 고르고 마십니다. 점심을 먹기 전에 마십니다. 밖에 나가기 전에 마십니다. 사람들과 이야기하다가 마십니다. 퇴근하고 나서 마십니다. 자기 전에 마십니다. 자다가 일어나서 마십니다.

온종일 물을 마시다 보면 물 없이는 못 삽니다. 물이 있는 곳에 제가 있고, 물이 없다면 얼른 물을 구해서 내 바로 옆자리에 올려놓아야 합니다. 물 없이 있는 저를 상상할 수가 없습니다. 물 중독입니다.

"살을 뺄 때 물을 많이 마셔야 한다고 해서 엄청 많이 마셨어. 그렇게 물을 많이 마실 때는 정말 물이 없으면 못 살겠더라고. 물에 중독된 거지. 그런데 다이어트가 끝나고 어느 순간부터 물을 안 마시기 시작했는데 그러고 나니 물을 마시는 게 엄청 귀찮고 그냥 물 마시는 것도 까먹고 살아."

며칠 전 친구와 대화하다가 나온 이야기입니다. 그 친구는 현재 물을 마시지 않는다고 합니다. 제가 온종일 물을 마신다고 하자, 친구는 자신도 경험해 본 적이 있다고 이야기합니다. 물 중독일 때와 물 중독이 아닐 때. 지금은 물을 자주 안 마신다고 합니다.

저는 물에 중독된 여자입니다. 물을 24시간 마십니다. 물을 마신다는 것은 살아 숨 쉬고 있다는 것을 말합니다. 물을 마시지 않는다면 죽는 것입니다. 저는 살아 있기에 마십니다. 하루 24시간 살아 있기에 물을 마십니다.

–

# 생수만
# 마신다

생수는 무엇일까요? 생수(生水). 한자로 '살아 있는 물'입니다. 국어사전
에서 생수의 뜻을 찾아보았습니다.

**생수**

- 샘구멍에서 솟아 나오는 맑은 물.

- [기독교] 영원한 영적 생명에 필요한 물이라는 뜻으로, 하나님의 복음을 비유
  적으로 이르는 말.'

흔히 쓰는 생수의 뜻은 전자를 가리킵니다.

샘구멍에서 솟아 나오는 맑은 물. 마실 수 있는 물. 그렇다면 물에도 마실 수 없는 게 분명히 존재한다는 것입니다. 마실 수 없는 물이 99%라면 마실 수 있는 물이 1%입니다. 생수는 물 중에서도 제일 귀한 물입니다.

물을 마시는데 중독된 여자는 생수만 마십니다. 수돗물은 마시지 않습니다. 바닷물은 못 마십니다. 강물, 호숫가의 물, 민물 다 못 마십니다. 오직 생수만 마십니다. 까다롭습니다. 그 누구보다 신중하게, 마실 물을 고릅니다.

누군가 그녀가 마시는 컵에 몰래 수돗물을 탑니다. 한 모금 마시다가 중간에 '퉤!' 뱉는 소리가 들립니다. 바로 알아챕니다. 수돗물에는 특유의 맛이 있습니다. 사실 수돗물을 안 먹은 지 너무 오래되어서 어떤 맛인지 기억이 안 납니다. 그래도 이 책에 수돗물 맛과 생수 맛을 비교해서 적어보고 싶어서 큰맘 먹고 수돗물을 먹어보기로 했습니다.

수돗물을 한 모금 입에 물었습니다. 정화시설을 거친 맛입니다. 딱딱하고 삭막한 맛이 납니다. 자연 속의 물이 아닌 공장의 물, 인간이 인공적으로 만든 물입니다. 이 물은 마실 수 없습니다. 입에 물었다가 뱉었습니다.

'수돗물 맛'을 표현한 사람이 있을까요? 궁금해서 인터넷으로 '수돗물 맛'을 검색해 보았습니다. 안타깝게도 수돗물 맛을 제대로 표현한 문장을 찾을 수 없었습니다. 역시! 제가 직접 도전해봐야겠군요.

대신 다른 것을 찾았습니다. 바로 '수돗물을 맛있게 먹는 방법'입니다. 서천군청 홈페이지에서 찾았습니다. 역시 수돗물을 먹으라고 홍보하는 곳은 정부밖에 없습니다. 그 글을 다음과 같이 옮겨 보았습니다.

'물을 차게 해서 먹습니다. 물맛은 체온과 비슷할 때 가장 맛이 없습니다. 물의 온도를 4~14℃ 정도로 유지하면 용존산소량도 증가하고 청량감도 있어 더욱 맛있는 물을 마실 수 있습니다.'

→ 맹물을 끓인 후 한소끔 식혀서 마시는 것을 즐기는 사람으로서 이 말에 동의할 수 없습니다. 체온과 비슷하다는 말은 미지근한 물을 뜻합니다. 맛이 없다는 것을 어떻게 일반화할 수 있는 것일까요? '맛있다', '맛없다'라는 표현은 그 자체에 필자의 주관이 뚜렷이 들어간, 객관적일 수 없는 말입니다.

'물을 받은 후 20~30분간 놓았다가 먹습니다. 받은 물을 깨끗한 곳에 놓아두면 염소 냄새가 없어지고 공기 중의 산소가 녹아들어 청량감이 좋아지게 됩니다. 이때 공기와의 접촉면적을 크게 하려면 넓은 용기를 사용하는 것이 좋습니다.'

→바쁜 현대사회에 누가 물을 받고서 20~30분간 기다렸다가 먹습니까? 물을 마시려고 꺼내고서 바로 먹어야 합니다. 받은 물을 깨끗한 곳에 놓아두면 염소 냄새가 없어진다는 것에 동의합니다. 하지만 누가 과연 그렇게까지 해서 수돗물을 마시려고 할까요? 정말 없을 거라고 확신합니다.

'사기나 유리로 된 용기에 보관하여 먹습니다. 금속용기에 담은 물은 산화가 빨라 유리나 사기 용기에 담은 물에 비해 쉽게 변화될 수 있습니다. 유리나 사기 용기에 보관하면 원래의 맛을 그대로 느낄 수 있습니다.'

→맞습니다. 이 말에는 정말 공감했습니다. 저는 마실 것은 포장 구매를 잘 안 합니다. 담는 그릇에 따라 안에 담긴 것의 맛이 달라지기 때문입니다. 특히 물과 같은 액체는 음식보다 맛이 변하는 정도가 더 큽니다. 저는 예쁜 머그잔에 물을 담아 마십니다. 물이 담긴 그릇은 맛을 좌우합니다.

《생수, 그 치명적 유혹》의 저자 피터 H. 글렉(Peter H. Gleick)은 세계적 권위의 수자원 전문가입니다. 생수가 차고 넘치는 세상에서 의연하게 수돗물을 들이켭니다. 그는 '공공재'라는, 잊힌 물의 정체성에 주목하며 물의 상업화 시스템이 어떻게 당신의 호주머니를 갈취하는지 생생하게 증언합니다.

생수 취수원의 영양 성분, 안전성, 청결함은 검증된 것일까요? 생수보다 치밀하고 까다로운 관리 체계 속에 있는 수돗물을 불신하게 만든 것은 누구일까요? 생수 소비가 만연한 문화는 사회와 환경에 어떤 영향을 미칠까요? '윤리적 생수'는 무엇일까요? 이 모든 질문에 답하며, 생수가 수돗물의 진짜 대안이 될 수 있는지, 맛 좋은 수돗물을 요구할 우리의 권리를 어떻게 지킬지 탐구합니다.

《보틀 마니아》의 저자 엘리자베스 로이트(Elizabeth Royte)는 과학, 환경 전문 작가로 생수에 관한 불편한 진실을 세계에 알립니다. 7천 개 이상의 자국 브랜드와 75개 이상의 수입 브랜드 생수가 판매되고 있는 생수의 천국 미국. 작가는 엄청난 종류의 생수가 어떻게 시장에 나오게 되었으며, 물을 팔아 이윤을 얻으려는 다국적 기업이 어떤 마케팅 전략으로 사람들을 생수에 길들여왔는지 탐사합니다.

과연 생수는 순수하고 수돗물은 안전하지 않을까요? 책에서는 수돗물이 전부 완벽하게 깨끗한 것은 아니지만, 대부분 지역 상수도 시설이 연방 안전 기준은 충족하고 있으며, 수돗물이 최소한 생수 못지않게 좋거나, 오히려 생수보다 좋은 물이라고 말합니다.

생수를 생산하고 운송하는 과정에서 발생하는 탄소와 버려지는 플라스틱 생수병이 환경에 끼치는 영향도 심각합니다. 물 공급이라는 중요한 자원을 지속 가능하게 보존하는 길은 우리 손에 달려있습니다.

저는 지금도 생수를 마시고 있습니다. 마음이 편치만은 않습니다. 제가 마시는 이 생수를 아예 마실 수 없는 사람도 있습니다. 생수는 돈을 주고, 구매해야 합니다. 생수는 생수 업체들의 배를 불려주는 돈벌이 수단에 불과한 것일지도 모릅니다. 마시기에 적절한 것인지, 믿을 만한 수질 관리를 거쳤는지 알 수 없습니다.

저는 도시에 살고 있고 생수를 마시는 여자입니다. 만약 제가 깨끗한 자연의 숲에 살고 있다면, 생수를 구매하는 것이 불필요할지도 모르겠습니다. 문득 자연 속에 사는 사람들은 어떤 물을 마시는지 궁금해졌습니다.

'나는 자연인이다'라는 텔레비전 프로그램에서는 온갖 스트레스에 지쳐

가는 도시인이 가진 것 없어도 여유와 행복을 느끼며 살아가는 자연인을 찾아갑니다. 물은 산속의 물을 그대로 마시거나 나름대로 별도의 정수 시설을 갖춘, 천연 정수기를 만들어 호스 등을 연결해 사용합니다.

한 손에는 물 주전자를 들고 다른 한 손에는 10년 된 꿀을 들고 계곡으로 갑니다. 계곡은 그의 일터이자 쉼터입니다. 물 주전자에 맑은 계곡물을 뜨고 거기에 꿀을 타서 바위에 걸터앉아 한 잔 들이켭니다.[3]

"히야~ 맛 좋다."

그야말로 꿀맛입니다. 그는 산속의 계곡물을 마십니다.

아침저녁이면 뜨거운 물 한 양동이를 들고 개울가로 가 차가운 물과 더운물을 번갈아 가며 목욕합니다. 하루에도 몇 번을 한다는 자연인. 반드시 목욕한 후 잠자리에 든다고 합니다.

산책을 마치고 돌아온 자연인의 집. 인접한 호숫가에는 작은 물터가 있습니다. 산에서 흐르는 물이 그대로 흘러드는 이곳. 이른 무더위의 갈증은 이 물 한 모금이면 충분히 해소됩니다.

"바위 속에 스며들어서 옛날의 시골 샘물과 같이 솟아나요. 가을에는 따뜻하고 여름에는 아주 차가워요."

작은 물터에서 집 쪽으로 좀 더 가면 산에서 흐르는 물을 모아둔 샘터가 있습니다. 봄, 여름, 가을, 겨울… 사계절 내내 마르지 않는 물이기에 그에게는 너무나 소중한 생활 터전입니다.


물은 신의 선물입니다. 공기가 그렇듯이 결코 이윤의 대상이 되어서는 안 됩니다.

　슬프지만, 도시에 사는 저는 물을 사서 마십니다. 생수만 마시는, 물에 중독된 여자입니다.

# 하루에
# 6ℓ를 마신다

하루에 얼마만큼의 물을 마시나요? 저는 하루에 6ℓ의 물을 마십니다. 2ℓ짜리 생수 3병을 마십니다. 2ℓ를 한 병 마시는 것도 힘든데 3병이라니. 너무 많다고 생각할 수 있습니다. 동의합니다. 저는 물에 중독된 것이 맞습니다. 왜 하필 6ℓ를 마시게 되었을지 궁금해졌습니다. 숫자 6에 담긴 의미를 찾아보았습니다.

6이라는 숫자는 동양에서 매우 중요합니다. 천지를 뜻하는 '1'과 땅을 뜻하는 '2', 그리고 인간을 뜻하는 '3'의 합이 바로 6입니다. 하늘의 수도 6이요, 땅의 수도 6이고, 사람의 수도 6입니다. 이는 태극의 수라는 의미입니다.

'6'은 1에서 10까지의 숫자 중에서 완전수에 해당합니다. 중국에서 6은 'liu'로 발음되는데 '물이 흐르다'와 발음과 비슷해서 '물 흐르듯 순조롭다'라는 뜻을 갖습니다. 그래서 전화번호, 자동차 번호에 많이 선호한다고 합니다.

서양에서 6은 사랑, 건강, 아름다움, 기회, 행운을 의미합니다. 기독교에서 6은 인간을 창조한 날로 알려져 있습니다. 창조에 드는 마지막 날입니다. 주사위에서 6은 다른 숫자를 누르는 가장 강한 숫자입니다.

인간의 생존에 절대적으로 필요한 물은 6각형 구조로 되어 있습니다. 얼음 결정은 6각형의 구조입니다. 육각수라는 말은 여기서 나온 하나의 이론으로 물이 얼음에 가까워지면 6각형 결정을 이루는 데에서 생겨났습니다.

저는 하루에 6ℓ의 물을 마셔야 합니다. 6ℓ는 결코 적은 양이 아닙니다. 엔진오일 6ℓ는 자동차가 약 5,000km의 거리를 주행할 수 있는 양입니다. 한 번에 6ℓ 넘는 물이 사용되는 변기가 설치되면 불법입니다. 물 절약을 위해 2014년 이후 신축 건물을 지을 경우, 1회 물 사용량이 6ℓ 이하인 절수형 변기 사용을 의무화했습니다.

제가 왜 6ℓ의 물을 마시는지 생각해보다가 카를 융(Carl Gustav Jung)의 다음과 같은 말이 생각났습니다.

*"나의 생애는 무의식의 자기실현의 역사다."*

- 카를 구스타프 융, 《기억, 꿈, 사상》

칼 융은 그의 저서 《분석 심리학》에서 꿈을 '무의식에 이르는 왕도'라고 표현하며 중요한 자료로 다루었습니다. 꿈에서 깨어나면 꿈을 기억하기 어렵습니다. 꿈이 기억하기 어려운 이유는 꿈이 의식적으로 구성되어 있지 않기 때문입니다. 저는 꿈속에서 6을 보았고, 6ℓ의 물을 마시고 있습니다.

꿈에 구렁이가 6 모양의 똬리를 틀고 있습니다. 저는 6이라고 적힌 물통에 물을 담고 있습니다. 과일 바구니에 사과 6개가 들어있습니다. 제가 6ℓ만큼의 물을 마시게 된 것은 무의식의 목소리 덕분입니다.

사람마다 마시는 물의 양은 다릅니다. 물을 얼마만큼 마셔야 할까요? 자신의 몸무게에 0.03을 곱하면 물의 하루 적정섭취량을 알 수 있습니다. 만약 체중이 60kg이라면 1.8ℓ가 적당합니다. 적정섭취량 이상 마셔도 괜찮습니다. 남는 물은 자연스럽게 몸 밖으로 배출됩니다.

제가 6ℓ의 물을 마시게 된 것은 우연이 아닙니다. 숫자 6이 보이지 않는 힘으로 저를 끌어당겼습니다. 나에게로 오라고, 6은 말합니다. 그의 유혹에 이끌려 6ℓ의 물을 마시게 되었습니다.

어떤 숫자를 좋아하시나요? 저는 6을 좋아해서 매일 6ℓ의 물을 마시고 있습니다. 여러분도 좋아하는 숫자만큼의 물을 마셔보는 것은 어떨까요? 새로운 발상이자 새로운 도전입니다. 가슴이 두근두근합니다.

6과 관련된 책을 찾다가 제목이 6인 시집을 읽게 되었습니다. 성동혁 시인이 쓴 시의 제목이 6입니다. '왜 제목이 6일까?'하고 곰곰이 생각해보게 됩니다.

*6*

*발가벗겨도 창피하지 않은 방에서*

*나의 지루한 등을 상상한다. 사내들이 아이의 배를 때리는데 여전히 아이가 죽는다.*

*마스크를 오래 보고 있으면 마스크 뒤의 얼굴 그 얼굴 안의 얼굴이 보인다.*

*친구가 없는데 친구 목소리가 들리는 방 대답하지 않는데 손뼉 치는 방 낮과 밤이 없는 방 침대 밑에 강이 흐른다. 더 무거워지면 익사할 수도 있겠다. 풍덩 당신의 본명은 성경이었는데 이름값 못하고 엘리베이터에서 나를 때렸다. 분명 난 재치라 했다. 너는 그녀가 현관 밖에 나를 동안 서 있고 나는 현관 안에서 죽었다. (이 아이가 죽은 것이 아니라 잔다고 하시니<sup>4</sup> 왜 만날 나만 잔다고 하시니) 살았다 어제. 어떠한 신은 아니었다. 그래서 우린 서로 믿지 않는다.*

*나의 구멍이 도넛 같다면 얼마나 달콤하게 죽을 수 있을까? 헤드폰을 껴도 밀려오는 반투명의 소리들을 모른 척하고 달콤한 입체를 찾는다. 긴 이름들이 비뚤어진다.*

*여섯 번째 일들이 오고 있다*

*-성동혁, 6, 민음사(2014)*

처음 이 시를 읽었을 때 왜 제목이 6인지 이해가 가지 않았습니다. 시집 뒤편에 실려 있는 작품 해설을 보고 알았습니다. 성동혁 시인은 여섯 번째 몸으로 이 첫 시집을 썼습니다. 생사를 횡단하며 칼로 가슴을 여는 다섯 번의 대수술을 받았고, 그렇게 다섯 번을 허물었던 몸 위에서 그는 매번 돌아왔고 여섯 번째 몸을 꽃 피웁니다.[5]

6은 생명의 숫자입니다. 다섯 번 넘어져도 여섯 번째 다시 일어나 걷습니다. 생명과 물과, 6은 서로 함께합니다.

하루에 물을 얼마나 마시는지 생각해보지 않고 삽니다. 물을 마시긴 했는데 언제 얼마나 마셨는지 확인하기는 어렵습니다. 저도 그렇습니다. 물에 중독되기 전에는 하루에 물을 얼마나 마시는지 관심조차 가지지 못했으니까요.

하루에 6ℓ의 물을 마시고 나면 몸이 개운합니다. 머리가 맑은 기분이 듭니다. 시원한 바람이 머리에 들어오는 느낌이 듭니다.

내면의 목소리에 귀 기울여 보세요. 얼마만큼의 물을 마셔야 할지 말해 줄 것입니다.

# 모든 여행은
# 물이 목적이다

*"참된 여행은 새로운 풍경을 찾는 게 아니라 새로운 눈을 갖는 것이다."*

프랑스의 20세기 소설가 마르셀 프루스트(Marcel Proust)의 말입니다. 새로운 풍경을 찾아서 떠나고 돌아옵니다. 세상을 바라보는 눈이 달라집니다. 모든 여행에서 저의 목적은 물입니다. 여행 속에서 나는 다른 지역의 물을 마십니다.

제주도를 여행할 때 삼다수를 마십니다. 삼다수의 수원지는 제주특별자치도 제주시 조천읍 남조로 1717-35입니다. 이곳은 한라산국립공원에 인접한 산림지대에 있어 오염원이 없고 천연 그대로의 원시성이 잘 보존된 청정지역이라고 합니다.

프랑스를 여행할 때는 에비앙을 마십니다. 프랑스 동부 알프스의 산자락에 있는 에비앙 마을에서 빙하가 녹아 생성되는 호숫물로 만든 생수입니다. 에비앙은 세계 최초로 물을 상품화한 기업이자 고급 생수 시장에서 1등을 고수해오고 있는 브랜드입니다. 에비앙은 물을 약의 개념으로 상품화했습니다.

미국을 여행할 때는 아쿠아피나(Aquafina)를 마십니다. 1994년 캔자스주의 위치토시에 처음 유통되었으며 1997년까지 미국, 캐나다, 튀르키예, 베트남까지 넓혔습니다. 2003년에 미국에서 가장 잘 팔린 물병 브랜드가 되었습니다.

매일 같은 물을 마시면 무슨 맛인지도 모르고 그냥 마시게 됩니다. 특별함이 없어집니다. 하지만 여행을 마치고 돌아와서 물을 마시면 새롭습니다. 이 맛이구나! 잊고 있던 추억과 향기가 되살아납니다.

여행의 묘미는 물입니다. 여행지의 계곡, 호수, 강, 바다, 빙하를 눈에 담습니다. 스위스에 가면 아름다운 호수를 볼 수 있습니다. 빙하가 녹아 흐르는 물이 모여 만들어진 호수들이 빛나는 파란색으로 보는 이를 유혹합니다. 스위스의 작지만, 꼭 들러야 하는 관광지 인터라켄은 호수 사이를 뜻하는 말로 양쪽에 호수를 끼고 있습니다. 서쪽에는 툰 호수(Thunersee), 동쪽에는 브리엔츠 호수(Brienzersee)를 즐길 수 있습니다.

중국에는 아름다운 물의 도시 쑤저우(苏州市)가 있습니다. 마르코 폴로가 "동양의 베니스"라 극찬한 운하 도시이자 중국 고전 정원의 도시입니다. 유네스코 세계유산에 등재된 졸정원(拙政園)은 명나라 관료였던 왕헌신이 관직을 버리고 낙향하여 지은 개인 소유의 정원입니다. 사자림(狮子林)은 원나라 말기에 조성된 면적이 11만㎡에 달하는 대형 정원입니다. 정원 내에 사자 모양을 한 바위가 많아서 사자림이라는 이름이 붙여졌습니다.

이탈리아의 베니스(Venice, Venezia)는 120여 개의 섬으로 구성된 바다 위의 도시입니다. 리알토 다리는 베네치아 대운하를 건널 수 있었던 유일한 다리입니다. 본래 나무다리였는데 통행량이 많아 다리가 부러지는 등 사고가 빈번하자 15세기에 석조 다리로 교체하게 되었습니다.[6]

당시 건축가를 선정하는 공고에 미켈란젤로(Michelangelo), 팔라디오(Andrea Palladio) 등 쟁쟁한 예술가들이 응모했는데, 베네치아 출신의 안토니오 다 폰테(Antonio da Ponte)의 설계안이 선정되었습니다. 그는 베네치아 출신답게 대형 무역선이 다리 아래를 지날 수 있게 아치를 높게 올리고, 다리 위에 상점을 배치했습니다. 또한 다리 위에서 아름다운 풍경까지 즐길 수 있게 했습니다.

셰익스피어(William Shakespeare)는 《베니스의 상인》에서 당시 베네치아의 모습을 생생히 묘사합니다.

베네치아의 운하는 실핏줄처럼 얽히며 바다에 잠길 듯한 낮은 땅을 환상적인 도시로 만듭니다. 해상교역이 활발했던 그 옛날, 육지와 가까운데다 운하망까지 완벽하게 갖춘 베네치아는 교역의 중심지였습니다. 이런 곳에서 돈으로 '새끼치기'를 하는 대금업이 성행했다는 사실은 당연합니다.[7] 셰익스피어는 유대인 고리대금업자 샤일록(Shylock)과 기독교인 안토니오 (Antonio)의 갈등을 통해 당대 사람들의 삶을 보여줍니다.

우리나라를 여행하며 물의 아름다움을 표현한 사람으로 송강 정철 (1536-1593)이 떠오릅니다. 그는 강원도 관찰사로 부임하면서 관동팔경과 해금강 등을 둘러보고 〈관동별곡〉을 지었습니다. "강호에 병이 깊어 죽림 에 누웠더니……"로 시작되는 〈관동별곡〉의 첫 구절을 고등학생 시절 밑 줄 쳐 가며 공부했던 기억이 납니다.

《송강 정철과 함께 걷는 관동별곡 8백리》는 송강 정철이 거닐었던 여행 경로를 따라 함께 걸을 수 있는 책입니다. 송강 정철이 금강산과 관동팔경 을 여행하며 창작한 〈관동별곡〉을 따라 걸으며 송강의 삶과 문학을 되짚 어 봅니다.

송강은 만폭동 골짝의 거대한 폭포와 금강대 위의 백학을 보면서 감격에 잠깁니다. 향로봉을 발아래로 내려다보는 진헐대를 오르고, 금강산 일만 이천 봉이 한눈에 펼쳐지는 개심대에 오릅니다. 원통 골짝의 사자봉 앞에 있는 너럭바위인 화룡소의 옥처럼 맑은 물을 바라봅니다. 꿈에 그리던 금 강산 유람을 모두 마친 송강은 그리운 동해를 보기 위해 고성의 바닷가로 내려갑니다.[8]

스위스의 호수, 중국의 물의 도시, 이탈리아의 베니스, 우리나라의 관동팔경. 모두 물이 있기에 아름답게 빛납니다. 모든 여행의 목적은 물입니다. 마음을 뻥 뚫리게 만들기도 하고, 눈가에 촉촉한 눈물을 만들기도 합니다. 빛나는 아름다움은 우리의 눈을 새롭게 만들어 줍니다. 물을 보기 위해 오늘도 떠납니다. 바다로, 호수로, 계곡으로, 강으로.

여행은 살면서 꼭 한번은 해봐야 하는 일입니다. 우리 삶은 끝없는 여행입니다. 태어난 곳에서만 사는 사람은 많지 않습니다. 누구나 떠날 때가 있습니다. 취업하기 위해, 공부하기 위해, 사랑하기 위해 많은 사람이 다른 곳으로 여행합니다.

물이 계속 순환하는 것처럼 여행도 그렇습니다. 여행은 '되돌아온다'라는 의미가 포함됩니다. 영어로 여행을 뜻하는 'tour'는 한 바퀴 돈다는 의미의 'turn'을 어원으로 합니다. 돌아올 곳이 있어야 여행입니다.

고된 여행을 마치고 집으로 돌아온 경험이 있나요? 저는 여행을 마치고 돌아와 집 문을 열 때가 제일 행복합니다. 따뜻하고 포근한 침대, 익숙한 향기, 자기만의 공간이 이렇게나 소중한 것이었는지 깨닫는 순간. 저는 여행의 가치를 다시 한번 느낍니다.

익숙한 공간이 좋은 것처럼, 익숙한 물은 입에도 편합니다. 물과 고향의 소중함을 알게 된 것은 여행 덕분입니다. 모든 여행의 목적은 물입니다.

3장

# 내가 물에
# 중독되지 않았다면?

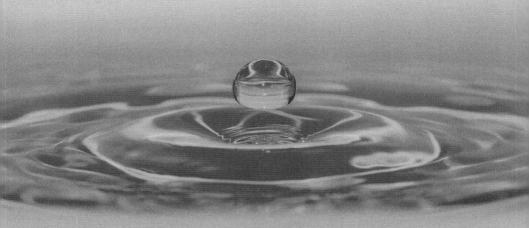

# 세상에
# 존재하지 않았을 것이다

*"물을 마신다. 고로 나는 존재한다."*

프랑스의 철학자이며 '근대 철학의 아버지'라 불리는 데카르트(René Descartes)는 '나는 생각한다. 고로 나는 존재한다(Je pense, donc je suis : cogito ergo sum)'라는 명언으로 유명합니다.

저는 이 명언을 살짝 바꿔서 '물을 마신다. 고로 나는 존재한다.'라고 말합니다. 물이 없다면, 물을 마시지 않았다면 저는 이 세상에 존재하지 않았을 것입니다.

물이 없는 하루를 상상해봅니다. 아침에 일어나서 물을 마실 수 없습니다. 세수하고 샤워를 할 수 없습니다. 양치하여 입안을 개운하게 만들 수 없습니다. 온종일 일하다가 쉬고 싶은데 쉴 수가 없습니다.

친구들과 이야기하며 무언가를 마셔야 하는데 마실 수가 없습니다. 고된 하루를 마치고 집에 들어와서 깨끗하게 몸을 씻고 싶은데 그럴 수가 없습니다. 목이 마르는데 갈증을 해소할 수 없습니다. 생각만 해도 무섭고 끔찍합니다. 물이 없는 그 모든 순간이 두렵습니다. 물이 존재하지 않았다면 저는 세상에 존재하지 못했을 것입니다.

바쁜 업무를 마치고 집으로 돌아왔을 때 물이 있어야 합니다. 물로 샤워를 하며 하루의 피로를 말끔히 씻고 집안에서의 포근한 나로 탈바꿈합니다. 일터에서 사람들과 이야기할 때 물이 있어야 합니다. 건조한 분위기를 적셔 줄 물이 필요합니다.

학생들 앞에서 수업할 때 목이 쉴 틈을 만들어주는 고마운 물이 필요합니다. 물은 휴식과 사랑, 따뜻함을 제공합니다.


데카르트는 조금이라도 확실치 않은 모든 것을 의심하는 데서 출발하였습니다. 저는 물을 만들어주는 모든 것에 감사하는 데서 하루를 출발합니다. 물을 공급해 주는 수도관에 감사합니다. 생수를 배달해주는 택배원께 감사합니다. 물을 깨끗하게 관리해주는 정수시설에 감사합니다. 무엇보다 물을 깨끗하게 순환할 수 있게 도와주는 하늘과 바람, 숲과 나무, 강과 바다에 감사합니다.

존재 이유를 물에서 찾는 것은 우주도 마찬가지입니다. 우주에서 물이 액체, 고체, 기체 상태로 존재하는 곳은 지구입니다. 인류는 우주에서 물의 존재를 찾습니다. 지구 밖에 생명이 있는지 궁금하여 물을 찾습니다. 지구 외에 인간이 살 수 있는 행성을 찾습니다.

영화 〈인터스텔라〉의 물은 생명과 죽음의 경계를 넘나드는 신과 같은 존재로 나타납니다. 지구에 모래바람과 태풍이 몰아닥치는 자연재해가 끊이지 않습니다. 희망을 찾아 다른 우주로 떠납니다. 물을 찾아다니다가 한 행성에 도착합니다.

그 행성에는 넓은 바다와 같은 물이 있습니다. 물을 찾은 기쁨을 느끼는 것도 잠시, 갑자기 경보음이 울립니다. '파도가 들이닥칩니다. 피하셔야 합니다.' 파도는 상상할 수 없을 만큼 크고 높습니다. 모든 생명을 죽음으로 몰아넣는 파도입니다.

물은 생명의 시작이자 끝입니다. 우리가 사는 지구에 물이 있다는 것은 엄청난 선물이자 축복입니다. 물이 있기에 우리가 존재합니다.

물이 없었다면 제가 존재하지 않았을 뿐만 아니라 바다에 사는 모든 물고기와 생물들도 보지 못했을 것입니다. 바다 위는 고요한 바람 소리만 가득하지만, 그 안에는 형형색색의 물고기들이 빛나며 헤엄치고 있습니다. 산호초와 성게, 불가사리가 아름답게 빛납니다. 물은 모든 생명을 품고 있습니다.


'존재'에 관한 고민을 물과 함께 풀어내다가 문득 철학자들의 존재에 관한 생각이 궁금해졌습니다.

*"우리가 '존재한다'라는 말을 쓸 때, 그것이 본디 무엇을 의미하는지는 훨씬 오래전부터 이미 알았음이 확실하다. 우리는 과거가 '존재한다'라는 것이 어떤 의미인지 분명히 알고 있다. 그러나 지금은 그것을 알 수 없게 되어 갈팡질팡하고 있다."*[9]

하이데거(Martin Heidegger, 1889-1976)의 《존재와 시간》의 첫머리에 나와 있는 플라톤(Plato)의 말입니다. '존재'라는 말은 어렵게 들리지만, 사실은 우리에게 매우 친근하고 익숙한 것들입니다. 지금 내 책상 위에는 책이 있다, 연필이 있다, 물이 있다, 창문 밖에는 나무가 있다. 이러한 '…가 있다'라는 것이 '존재'라 불리는 사물입니다.

그러나 우리가 존재한다는 말의 의미를 정말로 자신이 생각하는 것처럼 확실하게 이해하고 있을까요? 새삼스레 존재의 의미에 관해 묻는다면 과연 명확하게 대답할 수 있을까요? 하이데거는 존재의 의미, 그것도 이것저것의 존재가 아니라 존재 일반의 의미를 묻는 것을 《존재와 시간》의 궁극적 목표로 합니다.

'현존재'는 곧 우리 자신입니다. 우리만이 존재를 물을 수 있는 존재자입니다. 우리 현존재의 존재, 곧 우리가 줄곧 존재하고, 여러 가지 것들과 언제나 관련된 나란 존재를 하이데거는 '실존'이라 하고, 자신의 존재와 관계한다는 존재 방식을 '실존한다'라고 했습니다.

'인간 존재 본연의 모습은 무엇일까?'에 몰두한 사르트르(Jean Paul Sartre)는 하이데거의 물음을 계승하면서도, 그를 극복하려고 온 힘을 기울입니다. 《존재와 무》에서 사르트르는 인간을 의식과 함께 있는 존재이며, 또한 자기 자신을 대상화하는 존재라고 말합니다.

인간은 그 누구도 아니기에 자유롭습니다. 자신이 그 누구도 아니기에 인간은 오늘의 사실적인 모습에 고정되지 않습니다. 그리고 아직 실현되지 않은 본연의 모습을 향해 힘차게 나아가는 자유를 가질 수 있습니다. 사르트르는 인간이 과거의 자신과 현재의 자신을 부정하고, 미래에 자신을 내던져가는 '탈자적(脫自的)'인 존재라고 보았습니다.[10]

하이데거와 사르트르가 존재에 대해 고민했던 발자국을 따라가 보니, 무엇보다 인간 존재에 대한 긍정과 환희, 고마움이 느껴집니다. 이번에는 우주의 존재에 대해 고민해봅니다. 우주는 왜 텅 비어 있지 않고 무언가가 존재하게 되었을까요?

우주는 무엇으로부터 생겨났을까요? 우주가 탄생하기 전에는 무엇이 있었을까요? 우주의 미래는 어떻게 될까요? 로렌스 크라우스(Lawrence Krauss)가 쓴 책 《무(無)로부터의 우주》는 심오한 질문에 해답을 제시합니다. 과학은 우주의 기원을 실험과 이론에 따라 논리적으로 설명합니다.


신비롭게도 저자가 책을 쓰게 된 직접적인 동기는 지난 30여 년간 연구 방향을 이끌어왔던 어떤 '에너지' 때문이라고 합니다. 우주를 채우고 있는 에너지 대부분은 현대과학으로 설명할 수 없는 기이한 형태로 존재합니다.

이 기묘한 에너지(암흑에너지 dark energy를 말함)가 발견되면서 "우리의 우주는 완전한 무에서 탄생했다"라는 주장이 설득력을 얻게 되었으며, 학자들에게 우주의 진화 과정에 관한 기존의 가정과 기본 법칙을 다시 한번 생각하게 했다고 합니다. 철학이나 종교적인 색깔을 완전히 벗고 순수하게 과학적인 관점에서 답을 구합니다.

우주에서 가장 밝은 불꽃놀이라 할 수 있는 초신성[11] 폭발에서 생명이 시작됩니다. 별이 폭발하면 아주 짧은 시간(지구 시간으로 약 1개월) 동안 100억 개의 별빛을 모아 놓은 것과 맞먹는 강렬한 가시광선을 방출합니다.

우리가 지금과 같은 모습으로 존재할 수 있는 것은 과거에 어디선가 초신성이 폭발했기 때문입니다. 지금 여러분의 몸을 이루고 있는 모든 원자는 과거 한때 어떤 별의 내부에 존재했다가 폭발과 함께 우주 공간으로 흩어진 것입니다.

이뿐만이 아닙니다. 오른손을 이루고 있는 원자들과 왼손을 이루는 원자들은 각기 다른 별에서 왔을지도 모릅니다. 결국, 우리는 모두 별의 후손이며, 우리의 몸은 폭발한 별의 파편으로 만들어진 셈입니다.

왜 그럴까요? 시간을 거꾸로 추적하여 빅뱅 후 1초가 지난 시점으로 되돌아가봅니다. 현재 우주에 존재하는 모든 물질은 이 무렵에 고밀도로 압축된 플라즈마[12] 상태로 존재했고, 온도는 거의 100억 도에 달했습니다.

이런 초고온에서는 양성자와 중성자 사이에 핵반응이 자연스럽게 일어나서 강하게 결합하였다가 후속 충돌로 다시 분리됩니다.[13]

탄소, 질소, 산소, 철 등은 사람의 몸을 이루고 있는 원소입니다. 이 원소들은 위에서 말한 대로 빅뱅 때 만들어진 것이 아닙니다. 이들이 만들어질 수 있는 유일한 장소는 별의 내부뿐이며, 별이 폭발하는 것뿐입니다.

과거의 어느 날, 수명을 다한 별이 친절하게도 폭발을 일으켜주는 바람에 별의 구성 원소들이 우주 공간으로 흩어졌고, 세월이 한참 흐른 후 태양 근처에 있는 푸른 행성에 도달하여 우여곡절을 겪다가 생명체의 일부가 되었습니다.

우리 은하의 역사를 통틀어, 지금까지 약 2억 개의 별들이 폭발한 것으로 추정됩니다. 이 많은 별이 스스로 희생한 덕분에 지금의 우리가 존재하게 된 것입니다. 초신성 폭발은 하나의 은하에서 100년에 한 번 일어날 정도로 드문 사건입니다.

무(無)는 곧 유(有)입니다. 《무(無)로부터의 우주》에서 완전한 무는 공간도 없고, 조물주도 없고, 물리학 법칙도 없는 것입니다. 바로 여기서 우주가 탄생했다는 것이 책 내용의 핵심입니다.


가로등 불조차 찾기 힘든 깊은 산속에 들어가면 아무것도 존재하지 않는 듯 깜깜해 보입니다. 그러다 위를 올려다보면, 엄청난 광경이 눈을 휘둥그레지게 만듭니다. 쏟아지는 별들, 저 위에서 우리를 내려다보고 있는 그들을 잊고 살았던 것입니다.

낮만큼이나 밤이 환한 도시에 살다가 가끔은 그런 깊은 산속에 들어가서 별을 보고 싶습니다. 도시의 하늘은 까맣지만, 깊은 산속의 하늘은 너무나 빛이 나고 화려합니다. 우주 존재의 기원, 아무것도 없는 것으로부터 모든 것이 존재하게 되었다는 사실은 아무것도 시작하지 못한 저에게 큰 용기를 가져다줍니다.

만약 저 별들이 존재하지 않았다면 제가 없었겠지요? 만약 제 눈앞의 물이 없다면 제가 존재하지 않았겠지요? 제 눈앞에서 빛나는 찰랑이는 물, 파란 하늘, 초록빛 소나무의 잎들. 이 세상 모든 것이 존재하는 이 순간이 너무나 소중하고 신비롭습니다. 존재의 의미를 알지 못했을 때보다 존재에 대해 끊임없이 파고드는 이 순간이 너무나 값지고 소중합니다.

《행복한 책 읽기》의 작가 김현은 다음과 같이 말했습니다.

"어떤 경우에서건 자살이 정당화될 수는 없다. 그것은 싸움을 포기하는 것이니까. 살아서 별별 추한 꼴을 다 봐야 한다. 그것이 삶이니까."

비행과 집필활동을 병행하며 1939년 자전적 소설 《인간의 대지》를 발표한 앙투안 드 생텍쥐페리(Antoine Marie Roger De Saint Exupery, 1900-1944). 친구 '기요메'가 겨울에 안데스산맥을 횡단하다 실종된 지 50시간이나 지났을 때를 잊지 못합니다.

"비행기에서 몸을 빼내긴 했지만, 눈보라 때문에 다시 자빠졌어. 두 발로 다시 일어났지만, 또 쓰러지고 말았네. 어쩔 수 없이 비행기 동체 아래로 기어들어 가 눈밭에 몸을 피할 수 있는 구덩이를 파야 했어. 그곳에서 우편 행낭으로 몸을 덮고 48시간 동안 기다렸지. 그 후 눈보라가 잠잠해지자, 나는 걷기 시작했어. 나흘 밤, 닷새 낮을 걸은 거야."

- 생택쥐페리, 《인간의 대지》 중 기요메의 말.

식량도 없이 해발 4,500미터의 고개를 기어오르고, 영하 40도의 날씨에 발과 무릎과 손에서 피를 흘리며 깎아지른 듯한 암벽을 따라 전진합니다. 차츰차츰 기력과 의식이 사라져갔지만, 개미처럼 고집스럽게 나아갑니다. 장애물을 만나면 되돌아 우회했으며, 쓰러지면 다시 일어났고, 비탈길을 기어올랐으나 만나는 건 까마득한 낭떠러지뿐입니다. 극한의 상황에서 어떻게 그는 살아 돌아올 수 있었을까요?

"멀리 갈 생각은 없었어. 다행인 것은 그래도 한 걸음을 내디딘다는 것이지. 한 걸음 더. 항상 똑같은 걸음을 다시 시작하는 거야……. 내가 해낸 일은, 맹세컨대, 그 어떤 짐승도 하지 못했을 일이야."

인간의 의식은 엄청난 생명력을 가지고 있습니다. 눈보라가 몰아치는 안데스산맥의 고지에서 멈춰가는 심장을 다시 뛰게 합니다. 자기 자신, 우편 비행기, 희망을 품고 있는 동료들, 아내, 가족들. 살아 있는 것들에 대한 책임감을 느끼는 것이 바로 끝까지 삶의 끈을 놓지 않게 한 일등 공신이었습니다.

살아있다는 것은 엄청난 축복입니다. 무엇과도 바꿀 수 없는 기회를 가진 것입니다. 저에게 존재한다는 것은 마실 물이 있다는 것입니다. 물에 중독되지 않았다면 제가 존재하지 않았을 것입니다.

항상 똑같은 걸음으로 한 걸음 더 내딛는 것처럼, 처음 시작하는 마음으로 오늘도 물 한 잔을 마십니다.

# 외톨이가
# 되었을 것이다

"만약 사람이 살면서 새 친구를 사귀지 않는다면, 곧 홀로 남게 될 것이다. 사람은 우정을 계속 보수해야 한다."

영국의 문학가이자 18세기 영문학에 가장 뛰어난 사람으로 알려진 사무엘 존슨(Samuel Johnson)이 친구에 대해 한 말입니다. 외톨이가 되는 것에 대해 생각해본 적이 있나요? 누구나 한 번쯤은 '내가 혼자가 되면 어떡하지!' 하는 불안에 시달립니다. 사회적 관계에 대한 갈망과 욕구는 우리 뇌에 깊숙이 각인되어 있습니다.

외톨이가 된다는 것에 대해 생각하다 4년 동안 무인도에 혼자 있게 된

한 남자의 이야기를 그린, 영화 캐스트 어웨이(Cast Away)가 생각납니다.

배구공 윌슨(Wilson)은 외로운 섬에서 유일한 말벗이 되어줍니다. 무인도에서 있는 4년이란 시간 동안 주인공은 윌슨과 함께 울고, 웃고, 흐느끼고, 누구에게도 말 못 한 비밀을 이야기합니다.

"윌슨! 윌슨! 팔이 안 닿아! 제발 돌아와! 미안해! 윌슨!"

"윌슨! 윌슨! 미안해…. 미안해 윌슨! 미안해!"

작은 뗏목 배로 무인도에서 탈출하다가 거친 파도를 만나 윌슨을 놓쳤을 때 주인공은 오열합니다. 윌슨이 없었다면 주인공은 무인도의 세월을 견딜 수 없었을 것입니다. 그렇게 완전히 혼자가 되어 거의 실신 상태가 된 남자의 등 뒤로, 배가 한 척 지나갑니다.

무인도에서 가장 필요한 것은 무엇일까요? 불? 물? 친구? 배구공에 자신의 손바닥을 찍고 눈, 코, 입을 만들어 윌슨이라 불렀던 것은 분명 친구입니다. 같이 이야기를 나눌 상대가 있다는 것이 얼마나 큰 행운이자 힘인지 영화를 보고 다시 한번 느꼈습니다.

물은 홀로 존재하지 않습니다. 물 연구와 근육의 수축 및 운동에 관한 연구 분야를 이끄는 세계적인 학자 제럴드 폴락(Gerald H. Pollack)은 《물의 과학》에서 물이 '사회적'인 특성을 가진다고 말합니다. 물이 '사회적'으로 행동하면서 다른 입자의 접근을 불허한다고 말합니다.

물의 사회적 행동에 대한 예로 젖은 모래와 마른 모래를 생각할 수 있습니다. 마른 모래를 걸으면 발이 푹푹 빠집니다. 그러나 물가에 있는 젖은 모래에서는 그런 일이 벌어지지 않습니다. 젖은 모래는 매우 견고해서 모래성을 쌓을 수도 있고, 큰 조형물을 만들 수도 있습니다. 이때 물은 접착제 역할을 할 것입니다.

젤라틴 후식(푸딩)은 대부분이 물입니다. 물이 대부분이기 때문에 그 물이 새 나올 것이라고 기대할 수 있습니다. 그렇지만 그런 일은 일어나지 않습니다. 무려 99.95퍼센트가 물인 젤(gel)에서도 물이 흘러내리는 것을 볼 수 없습니다.[14] 물이 서로를 붙잡고 있는 것일까요?

젤과 비슷하게 기저귀도 많은 양의 물을 담을 수 있습니다. 자신의 무게보다 50배가 넘는 오줌과 800배가 넘는 물을 담을 수 있다고 합니다. 기저귀는 어떻게 물을 머금고 있는 것일까요?

'유유상종(類類相從)'입니다. 물은 서로를 잡아당기고 끌어당기면서 사회적으로 행동합니다. 같은 무리끼리 따르고, 같은 사람은 서로 찾아서 모입니다. 물을 마시는 사람끼리 모입니다. 물을 마시지 않으면 외톨이가 됩니다.

물을 마시지 않고 오래 있으면 입에서 구린내가 납니다. 다른 사람과 같이 이야기 나누기 꺼려질 뿐만 아니라 혼자 있는데도 괜히 주눅이 들고, 마음이 우울해집니다. 이만큼 무섭고 두려운 일이 있을까요?

혼자서는 살아갈 수 없다는 생각이 번뜩 듭니다. 얼른 물 한 모금 마셔야겠습니다.

외톨이가 되는 것에 대한 두려움을 항상 가지고 살지만, 적당한 거리가 필요한 사회가 되었습니다. '명랑한 은둔자'라는 말을 들어보셨나요? 지금은 작고한 작가 캐럴라인 냅(Caroline Knapp)의 책 제목입니다. 그녀는 어느 날 아침에 일어나 이 단어를 떠올리고는 아주 상쾌하고 명랑한 기분이 들었습니다. '나는 명랑한 은둔자야.'[15]

그녀는 독신 여성입니다. 서른여덟 살이고, 마치 외톨이처럼 삽니다. 행복하게 혼자입니다. 은둔하는데 명랑합니다. 내 시간을 내 맘대로 보내고, 생활 규칙을 알아서 정하고, 내 취향을 맘껏 탐닉할 자유. 원하지 않으면 아무하고도 소통하거나 협상하거나 타협하지 않아도 된다는 안도감. 물리적, 정신적 공간을 스스로 구축하는 설계자라는 사실이 안겨주는 주기적인 작은 안도감. 그녀는 말합니다. "이건 선택의 문제, 방식의 문제야. 그리고 나는 이 방식이 편해."

'명랑한 은둔자'라는 말을 좋아합니다. '외톨이'라는 말은 다른 사람에 의해 고립당한 느낌이라면 '명랑한 은둔자'는 스스로 혼자 있는 시간을 즐긴다는 느낌입니다. 저는 모두가 잠든 새벽에 혼자 일어나는 것을 즐깁니다. 아이들이 아무도 없는 교실에 혼자 덩그러니 남겨진 시간을 좋아합니다.

고독과 고립에 대해 고민합니다. 고독과 고립은 다른 것일까요? 고독은 즐길 수 있습니다. 고립은 즐길 수 없습니다. 고독은 필요합니다. 고립에 빠져서는 안 됩니다. 고독한 방랑자가 되고 싶습니다. 고립되고 싶지 않습니다.

고독과 고립의 경계선을 잘 유지해야 합니다. 실제로 그 둘은 종이 한 장

차이입니다. 사회적 기술은 근육과도 같아서 위축될 수도 있고, 연습과 연마를 통해 꾸준히 다른 사람과 접촉을 유지할 수도 있습니다.

누군가를 만나서 커피를 마신다거나 외식을 한다는 일이 엄청나게 무섭고 피곤한 일처럼 보이기 시작한다면 위험한 상태입니다. 고독은 종종 다른 사람들과의 관계를 배경으로 두고 즐길 때 가장 흡족하고 가장 유익합니다. 적절한 균형을 지키는 것이 핵심입니다.

물은 흐릅니다. 사람도 사람을 만나 흐릅니다. 물은 고립되지 않게 도와줍니다. 물은 혼자가 아닙니다. 다른 물과 만나 산에서 바다로, 강에서 호수로, 집에서 집으로 흐릅니다. 고인 물은 썩습니다. 사람도 마찬가지입니다.

외톨이가 된다는 말은 무섭습니다. 물은 사람과 사람 사이에 적당한 거리와 가까움을 만듭니다. 물은 외톨이가 되지 않게 도와줍니다.

아이들 사이에서 가장 무서운 말은 무엇일까요? 저는 '절교'라는 말을 꼽고 싶습니다. '서로의 교제를 끊음', 이 단순한 뜻을 가진 말이 지닌 힘은 놀랍습니다. 아이들 사이에 작은 소란이 일어났습니다. 눈시울을 붉히며 한 명의 여자아이가 울고 있습니다. 이유를 물어보았습니다. 친하게 지내던 친구가 자신이 원하는 대로 해주지 않으면 절교하겠다고 말했다고 합니다.

아이들과 지내다 보면 '귓속말'과 관련된 일이 항상 생깁니다. 세 명의 아이가 있습니다. 서로 친하게 지내는 사이입니다. A, B, C가 같이 밥을 먹고 있는데 C를 앞에 두고 A와 B가 귓속말을 합니다. C는 자기 이야기를 하는 것 같다고 확신합니다. 자기에 관한 안 좋은 이야기(뒷담화)를 한다고 교사에게 이릅니다.

"무슨 이야기 했니?" A와 B에 물어봅니다.

"저희는 C에 관한 이야기 안 했는데요? 이따가 떡볶이 먹으러 가자고 말했어요."

물론 C에 관한 이야기를 안 했을 수 있습니다. 하지만 이 '귓속말'이 지닌 힘은 대단합니다. 아이들 사이에서 이런 일이 빈번하게 발생하는 것을 보면 우리 유전자에 '외톨이는 무섭다.'라는 메시지가 각인된 것일까요?


유발 하라리(Yuval Noah Harari)는 그의 저서 《사피엔스(Sapiens)》에서 호모 사피엔스가 진화하는데 사회적 협력이 핵심적 역할을 했다고 말합니다. 무리 내의 누가 누구를 미워하는지, 누가 누구와 잠자리를 같이 하는지, 누가 정직하고 누가 속이는지를 아는 것이 그 무엇보다 중요합니다. 뒷담화는 악의적인 능력이지만, 많은 숫자가 모여 협동하려면 사실상 꼭 필요합니다.[16]

하지만 이 뒷담화에도 한계가 있습니다. 과학적 연구 결과 뒷담화로 결속할 수 있는 집단의 '자연적' 규모는 약 150명이라는 것이 밝혀졌습니다.[17] 150명이 넘는 사람들과 친밀하게 알고 지내며 효과적으로 뒷담화를 나눌 수 있는 보통 사람은 거의 없습니다.

그렇다면 우리는 어떻게 해서 수십만 명이 거주하는 도시, 수억 명을 지배하는 제국을 건설할 수 있었을까요?《사피엔스》에서 그 비결은 바로 허구의 등장에 있다고 합니다. 서로 모르는 수많은 사람이 공통의 신화를 믿으면 성공적 협력이 가능합니다. 인간의 대규모 협력은 모두가 공통의 신화에 뿌리를 두고 있는데 그 신화는 사람들의 집단적 상상 속에서만 존재합니다.

신화 속에서 물은 모두를 연결합니다. 사막에서 물은 절대적인 존재입니다. 사하라 사막에서는 가장 가까운 우물을 가려 해도 며칠을 걸어야 합니다. 또 우물을 발견해도 그것을 덮고 있는 모래를 몇 시간 파내야 비로소 낙타 오줌과 뒤섞인 흙탕물이 나옵니다. 물은 그 자체로 신과 같습니다. 사막의 마을에서 꼬마들은 돈을 구하러 다니지 않습니다. 통조림 깡통을 손에 들고 물을 구하러 다닙니다.

사막에서 폭포를 발견했을 때 그들은 꼼짝도 하지 않고 그 물을 바라봅니다.

"돌아갑시다."하고 가이드가 말합니다.

하지만 그들은 꼼짝도 하지 않습니다.

"우리를 좀 더 내버려 둬……."

그들은 침묵 속에서 장엄한 신비를 지켜봅니다. 산의 배 속에서 흘러내리는 그것은 생명이요, 인간들의 피 자체입니다. 신은 스스로 모습을 드러내고 있습니다.

유발 하라리가 《사피엔스》에서 말한 허구의 등장, 그것은 바로 물의 신화를 말합니다. 물은 사람들의 믿음을 연결해 외톨이가 되지 않고 마을에서 도시를, 도시에서 국가를 건설할 수 있도록 만들었습니다.

물을 같이 마시는 사람이 필요합니다. 따뜻한 물도 좋습니다. 얼음물도 좋습니다. 운동 후에 마시는 물도 좋습니다. 카페에서 마시는 차 한 잔도 좋습니다. 물은 삶이 이야기할 틈을 만듭니다. 서로의 관계를 단단히 할 수 있습니다.

같이 물을 마시는 사람이 있다면 얼마나 좋을까요? 이삿짐을 정리하다가 같이 도와줄 사람을 만났습니다. 쌓여 있는 상자들을 풀고 정리하기를 반복하다 보니 말이 없어지고 힘든 숨소리만 가득합니다. 반 정도 일을 마쳤을 때쯤 같이 물을 마시자고 했습니다.

따뜻한 물 한 잔을 마시며 고된 일을 잘 마무리할 수 있었습니다. 물 한 잔으로 더 돈독해진 사이가 되었습니다. 같이 물 한 잔 나눈 추억이 보이지 않는 끈이 되어 우리를 묶어주었습니다.

물이 되어 만납시다. 물을 충분히 마셔 사람도 흐를 수 있도록 말에요. 외톨이가 되는 것을 두려워하는 것은 자연스럽습니다. 물을 마셔서 외톨이가 되지 않으면 됩니다. 안심하세요. 당신 옆에 물이 있습니다.

물 한 잔이 친구가 되어줄 수 있습니다. 영화 캐스트 어웨이의 주인공 척 놀랜드(Chuck Noland)가 배구공 윌슨과 함께 나눈 우정은 물 한 잔으로 빛날 수 있습니다. 사람이 살면서 친구를 사귀지 않는다면, 곧 홀로 남게 될 것입니다. 사람은 우정을 계속 보수해야 한다는 사무엘 존슨의 명언처럼, 우리는 계속 누군가와 연락하고 지내야 합니다.

잊고 지내던 친구가 있습니다. '언제 한 번 밥 먹자!'라는 말로 인사를 마무리했던 기억이 납니다. 밥 먹자는 이야기는 꼭 약속을 잡는 말처럼 보이지만, 슬프게도 작별을 뜻하는 말로 적용되었습니다. 친구에게 연락을 안 하게 된 이유는 무엇일까요? 혹시 물을 안 마셔서 그렇게 된 것은 아닐까요?

물은 외톨이가 되지 않게 해줍니다. 잊고 있던 물 한 잔을 마시면서, 그동안 연락 못 했던 사람에게 연락해보는 것은 어떨까요? 물 한 잔이 그대에게 필요한 수분을 채워주듯이, 연락을 받은 이는 당신에게 아름다운 미소와 웃음을 선사할 것입니다.

물은 가까이에 있습니다. 당신이 연락할 사람도 가까이에 있습니다.
'잘 지내?'라는 문자 한 통이 물 한 모금과 같이 반짝입니다.

# 변비로
# 고생했을 것이다

    변비로 고생해보신 경험이 있나요? 변비의 정의를 찾아보았습니다. '배변 시 무리한 힘이 필요하거나 대변이 과도하게 딱딱하게 굳은 경우, 불완전 배변감 또는 항문 직장의 폐쇄감이 있는 경우, 일주일에 배변 횟수가 세 번 미만일 때를 말한다.' 듣기만 해도 가슴이 답답하고 두려워집니다.

    60대 주부인 K씨는 20년 동안 변비약을 손에서 놓지 못하고 있습니다. 젊을 때부터 변비 증상이 약간 있긴 했지만 40대 후반부터 증상이 심해지자 약을 먹기 시작했습니다.[18]

    당시 K씨는 갱년기에 들어서면서 몸이 부쩍 안 좋아졌습니다. 시간제로 하던 슈퍼마켓 일마저 그만두어야 할 정도였습니다. 일을 그만두자 규칙적이던 생활 리듬이 흐트러졌고 점심을 거르는 날도 많아졌습니다. 더불어 배변도 불규칙해졌습니다.

처음에는 별생각 없이 변비약을 사 먹었습니다. 그러자 꽉 차 있던 변이 손쉽게 나왔고, 그 후로는 변비가 생길 때마다 약을 먹게 되었습니다. 그런데 약을 먹고 변을 볼 때면 배도 아프고 변의 상태도 설사에 가까웠습니다.

'이대로 약에 의존해서는 안 되겠다'라는 생각에 약을 끊으려고 한 적도 있습니다. 하지만 그때는 이미 약 없이는 전혀 배변할 수 없는 상태가 되어 있었습니다. 변비약을 끊었더니 밥을 먹으면 배가 부풀어 올라 괴로웠습니다. 나중에는 속이 메슥거리고 식욕도 없어졌습니다.

4~5일에 한 번 복용하던 것이 3일에 한 번이 되고 결국 매일 복용하게 되기까지는 그리 오랜 시간이 걸리지 않았습니다. 그리고 그런 상황은 20년이나 계속되었습니다.


'변의'란 인간의 생리적인 배설 욕구를 일컫는 말입니다. 직장이나 방광이 가득 차서 배출할 필요가 있을 때 생깁니다. 문제는 '변의'를 느끼지 못할 때입니다. 변비 환자의 장을 내시경으로 들여다보면 장이 거의 움직이지 않습니다. 음식을 먹어도 장이 움직이지 않고 장에 내용물이 가득 차 있어도 마려움이 일어나지 않아 배변할 수 없습니다.

변비약은 '변의'를 상실하게 만듭니다. 매일 기준량 이상의 약을 먹으며, 약 없이는 배변을 전혀 못 하는 '변비약 의존증'인 사람들이 늘어나고 있습니다. 변비약은 진정한 변비 치료가 될 수 없습니다. 인간의 당연하고도 원초적인 기능인 배변 기능을 회복하는 것이 중요합니다.

변비의 원인은 무엇일까요? 변비를 악화시키는 가장 큰 원인은 스트레스입니다. 집에서는 배변이 원활하지만, 회사나 학교 등 밖에서는 긴장한 탓인지 배변이 원활하지 않다는 사람이 많습니다. 정서적 긴장은 변비를 부추깁니다. 과도한 스트레스 역시 변비를 일으킵니다. 현대 사회는 스트레스 사회라고 합니다. 우리는 매일 변비가 심해질 수밖에 없는 상황에 놓여 있습니다.

많은 사람이 변비로 고생하고 있습니다. 출근이나 등교 시간에 늦은 A씨는 오늘도 직장의 화장실이 불편하다는 이유로 변을 참습니다. 아침을 먹지 않는 B양은 편식하면서 점심과 저녁도 조금만 먹습니다. 밤늦게까지 활동하는 택배기사 C군은 밤과 낮을 바꾸어 생활합니다. 추운 겨울날 춥다는 이유로 물을 적게 마시는 D씨는 외출을 꺼립니다.

나이가 들수록 변비로 고생하는 사람이 많아집니다. 국민건강조사에서도 60세부터 변비 환자 수가 눈에 띄게 증가하는 것으로 나타납니다. 실제로도 "전에는 변비가 없었는데 나이를 먹을수록 변비가 심해진다!"라고 호소하는 고령자가 많습니다. 장 기능 자체가 저하되기 때문입니다.


젊은 여성 두 명 중 한 명은 변비라고 합니다. 여성은 태어나면서부터 변비가 생기기 쉬운 요인을 갖추고 있습니다. 월경 주기에 따라 분비되는 여성 호르몬 때문입니다. 황체 호르몬의 분비가 활발해지면 대장의 연동운동이 억제되고 변은 수분을 빼앗겨 딱딱해집니다. 월경 전에 특히 변비가 심해지는 것이 그러한 이유입니다.

배변은 자체적으로 노폐물을 내보내는 우리 몸에서 가장 중요한 작용입니다. 모든 건강의 시작은 배변을 원활하게 하는 것에서 시작됩니다. 배변이 원활하지 않으면 체내에 독소가 점점 쌓이면서 장 건강은 물론, 몸 전체의 면역력이 떨어집니다.

변비로 고생하신 분들은 규칙적으로 변을 보는 것이 얼마나 중요한지 알고 있습니다. "먹는 것보다 싸는 것이 중요하다!" 모두 고개를 끄덕입니다. 우리를 고통으로 몰아넣는 변비와 싸우기 위해 무엇을 갖추어야 할까요?

변비를 고치려면 반드시 지켜야 할 '배변 능력을 기르는 식사 규칙'이 있습니다.

### 1. 하루 세끼를 잘 챙겨 먹는다.

아침을 거르는 식생활은 변비를 초래합니다. 하루에 세 번 정기적으로 식사를 해야 장도 규칙적으로 움직이게 되고, 배변 시간이 각인되어 매일 정해진 시간에 배변할 수 있습니다. 아침을 항상 거르는 사람 중에는 아침에 배가 별로 고프지 않은 경우가 많습니다. 그럴 때는 플레인 요구르트에 잘게 자른 바나나와 올리고당을 섞어서 먹어 봅니다.

### 2. 잠들기 3시간 전에 식사를 마친다.

수면 중에는 다음 날 아침의 배변과 새로운 음식물의 소화를 위해 모틸린(Motilin)이라는 호르몬이 분비되어 소화관 속을 깨끗이 청소합니다. 그런데 이 호르몬은 위장이 비지 않으면 충분히 기능하지 못합니다. 그러므로 저녁 식사는 잠들기 2~3시간 전에 끝내야 합니다.


### 3. 수분을 충분히 섭취한다.

수분은 장의 연동운동을 활성화합니다. 변을 부드럽게 하는 데도 수분이 꼭 필요합니다. 수분이 적으면 변이 딱딱해집니다. 특히 여름에는 땀으로 수분이 배출되어 체내의 수분 함량이 부족해진 탓에 변비가 심해지는 사람이 많습니다. 따라서 하루에 물을 2ℓ 이상 마시는 것이 좋습니다.

저는 아침마다 규칙적으로 변을 봅니다. 변비에서 벗어나게 해준 최고의 은인은 바로 물입니다. 물을 자주 마셨더니 자연스럽게 변비와 멀어졌습니다. 변이 딱딱하지 않습니다. 변을 보는 횟수도 걱정스럽지 않습니다. 몸에 자신감이 흐릅니다.


물에 중독된 이후로는 변비로 고생하지 않습니다. 하지만 저는 물을 마시기 전에는 항상 변비와 설사로 고생했습니다. 모든 일에 스트레스를 쉽게 받았고 이는 변의 이상으로 이어졌습니다. 항문외과에서 수술도 받았습니다. 그 모든 기억이 저에게 뿌리처럼 박혀 있습니다.

물에 중독되기 전에는 과민대장증후군을 앓았습니다. 습관적으로 하는 설사는 저의 몸에 생기를 빼앗아 갔습니다. 동네 병원에 가서 약을 처방받으면 약을 먹은 그 순간만 증상이 약화할 뿐, 스트레스를 받으면 다시 과민대장증후군이 나타났습니다.

과민대장증후군은 대변의 상태에 따라 세 가지 유형으로 나눕니다. 설사형, 변비형, 혼합형입니다. 설사형과 변비형은 말 그대로 변의 상태가 그러한 것이고 혼합형의 경우 설사를 하다가 변비가 오기도 하고, 변비로 고생하다 다시 설사하는 두 가지 증상이 교대로 나타나는 경우입니다.

우리나라에서는 전 인구의 9% 정도가 가진 병입니다. 국내에서만 약 400만 명 이상이 보유하고 있는 질환입니다. 특별히 위중한 질환이 아니고 장기적으로 달고 지내는 것이라 증상이 나타날 때마다 병원에 가지는 않습니다. 그런데도 워낙 많다 보니 병원에 찾아오는 소화기 환자 중 약 27.8% 정도가 과민대장증후군 환자라는 결과가 있습니다.

변비와 과민대장증후군은 공통으로 배변에 문제가 있는 상태입니다. 변비 치료에서 가장 중요한 것은 생활 습관을 개선하는 일입니다. '병원에만 가면 변비를 고칠 수 있다'라고 생각하는 사람도 있겠지만 사실 그렇지 않습니다. 아무리 뛰어난 의사라도 환자 자신이 끈질기게 생활 습관을 개선하지 않는 한 결코 고칠 수 없습니다.


일본 대장항문질환학회 전문의 마쓰이케 쓰네오(Tsuneo Matsuike)가 저술한 책 《내 몸 해독의 시작 배변력》은 배변력을 회복하기 위해 가정에서 스스로 실천하는 방법들을 소개했습니다. 배변력을 기르는 식재료와 영양소로 식이섬유, 올리브유, 올리고당, 식물성 유산균, 마그네슘, 비타민C, 글루타민, 페퍼민트를 꼽습니다.

변비 탈출하는 데 물은 필수적입니다. 물을 가까이하면 변비는 멀어짐니다. 물 마시기를 통해 변비에서 탈출하면 어떤 기분이 들까요? 온 세상이 아름답게 보입니다. 파란 하늘이 눈에 들어옵니다. 따스한 햇볕과 부드러운 바람이 기분 좋게 뺨을 어루만집니다. 한 마디로 자연을 느낄 수 있습니다.

> *"군자무본(君子務本) 본립이도생(本立而道生)*
> *군자는 기초를 다지는 데에 힘쓴다. 기초가 제대로 서면 나아갈 길이 눈앞에 열리기 때문이다."*
>
> *-논어 학이(學而)편 2장*

기본이 바로 서야 나아갈 길이 열립니다. 논어에서는 효도와 공손을 기본으로 이야기합니다. 저는 물 마시기를 기본으로 합니다. 물 마시기를 제대로 하면 변비는 자연히 없어집니다.

물로 자연스러움을 세울 수 있습니다. 약국에서 찾는 변비약은 우리 몸을 약에 의존하게 만들어 결과적으로 약 없이는 살 수 없는 상황으로 만듭니다. 물은 그렇지 않습니다. 우리 몸이 변을 자연스럽게 배출하듯이, 물로 자연스럽게 변비에 탈출할 수 있습니다.

답답할 때 물 한 잔 마시면, 체증이 가신 듯이 속이 후련합니다. 변비는 무언가 나가지 못하고 남아 있는 답답한 상태입니다. 변비에서 탈출하려면 문을 열어야 합니다. 문을 열 수 있는 열쇠는 물이 가지고 있습니다. 물로 그 문을 열 수 있습니다.

–
# 감기와 후두염을
# 달고 살았을 것이다

콜록콜록.

아래층에서 들리는 기침 소리에 잠에서 깼습니다. 아래층에는 오랜만에 집으로 돌아온 아버지가 계십니다.

"아버지?"

아버지가 침실로 쓰고 있는 방으로 가까이 다가가면 갈수록 기침 소리가 커집니다. 아버지의 침실 문을 열어봅니다. 침대 위에 누워 몸부림을 치며 기침하는 아버지의 모습이 보입니다.

오랜 세월 그 이름을 들어왔고, 언제나 그의 그림자를 보면서도 아직 그 정체를 한 번도 파악하지 못한 것 가운데 감기가 있습니다.

감기는 말할 것도 없이 일종의 병입니다. 대부분은 목이 따끔하고 기침이 나고 코가 막히고 머리가 아프고, 때로는 열이 오르고 식욕이 없으며, 의사의 손을 번거롭게 하는 때도 있습니다.

"뭐야, 감기야?"
"감기, 감기라고 해서 방심해서는 안 돼."

실제로 감기 정도로 소란을 피울 필요 없다는 불평에서부터, 감기가 원인이 되어 죽었다는 이야기를 들려주는 사람까지 있습니다. A씨는 예전에 '무시무시한 감기'에 걸려 하마터면 목숨을 잃을 뻔한 적이 있습니다.

홀쩍 여행을 떠났습니다. 그 여행지에서 해안의 저녁 바람을 약 30분 정도 쐰 것이 원인입니다. 그게 마침, 그렇게 격의 없이 지내는 것도 아닌 친구의 집이었는데 사흘 동안 열이 40도 밑으로 내려가지 않았습니다. 그대로 병원으로 옮겨져 폐렴이라는 진단을 받았습니다.

B씨는 '기묘한 감기'를 앓은 적이 있습니다. 그것은 대만에서 홍콩으로 가는 배 안에서였습니다. 제일 싼 3등 선실을 쓰게 되었습니다. 그 대신 노동자(coolie)[19]들과 같은 방을 써야 하는 배의 바닥이었습니다. 이건 좀 심했다 싶었으나 그냥 참기로 하고 돗자리 위에 몸을 눕혔는데 그날 밤 갑자기 오한이 느껴지고 목이 건조해져서 체온을 재보니 41도였습니다.

배가 샤먼에 닿을 때쯤, 마침내 1등 선실로 바꿀 결심을 했습니다. 다른 사람의 어깨에 기대어 흐느적흐느적 갑판을 걸어가는 잠옷 차림의 저를 중국의 노동자들은 웃으며 바라보았습니다.

그곳은 1등 선실이었습니다. 돗자리 대신 새하얀 시트가 있고, 꽃병에는 꽃이 있고, 물병에는 물이 있어서 그것만으로도 벌써 저의 기분은 상쾌해졌습니다. 갑자기 머리가 가벼워졌고 열은 36도 대로 떨어졌습니다. 홍콩에 닿기 전에는 갑판을 성큼성큼 걸었습니다. 감기는 이미 제 몸을 떠나갔습니다.


C양은 파리에서 감기에 걸렸습니다. 이탈리아로 떠나기 직전에 열이 39도까지 올라가는 소동이 일어났습니다. 병을 참아가며 여기저기 걸어 다녔으나, 택시 안에서 현기증이 나서 견딜 수가 없었습니다. 숙소에 돌아와 침대에 누웠습니다.

떠날 수 있느냐, 없느냐의 문제였습니다.

그녀는 무슨 일이 있어도 가겠다고 고집을 부렸습니다. 다행히 다음날 열이 내렸습니다. 그러나 몸은 극도로 쇠약해져 있었습니다. 조그만 손가방이 시체처럼 무거웠습니다. 이탈리아의 베로나에 도착. 베로나의 숙소는 낡은 건물이었습니다. 끔찍할 정도로 목이 말랐습니다. 다리가 떨렸습니다. 눈꺼풀이 무거웠습니다.

자동차로 호수 주변을 드라이브했습니다. 그리고 알프스, 밀라노의 작은 마을을 향해 장거리 자동차 여행을 떠났습니다. 한여름의 하늘에서 빛나는 천년의 빙하를 바라보자 감기는 어딘가로 날아가 버리고 말았습니다.

위 일화는 일본 작가 구니키다 고쿠시(国木田独歩)[20]가 쓴 글 〈감기 한 다발〉[21]에서 참고한 것입니다. A씨의 감기는 '해안의 저녁 바람'을 쐰 것이 원인입니다. B씨는 3등 선실에서 1등 선실로 바꾸고 '물병에 물'이 들어있는 방을 쓰게 되자 감기가 사라집니다. C양은 '빛나는 천년의 빙하'를 바라보자 감기가 날아갑니다.

공통점은 바로 '물'입니다.

제가 물에 중독되지 않았다면 감기와 후두염을 달고 살았을 것입니다.

감기는 바이러스에 의해 코와 목 부분을 포함한 호흡기의 감염 증상으로, 사람에게 나타나는 가장 흔한 급성 질환 중 하나입니다. 재채기, 코막힘, 콧물, 인후통, 기침, 미열, 두통 및 근육통과 같은 증상이 나타납니다. 대개는 특별한 치료 없이도 저절로 치유됩니다.

후두염은 바이러스로 인한 염증으로 목 아래쪽 기도가 부어오르는 것입니다. 증상은 컹컹하는 기침 소리가 납니다. 숨 쉴 때마다 가슴이 들썩이고 피리 부는 소리가 나며, 심하면 호흡곤란 증세를 보입니다.

코로나바이러스에 감염된 경험이 있습니다. 코로나는 저의 일상을 손쉽게 파괴했습니다. 머리가 아픕니다. 숨 쉴 때마다 갈비뼈 부분을 쿡쿡 찌르는 느낌이 듭니다. 잠깐 걸려도 이렇게 힘든데, 감기나 후두염에 자주 걸리는 사람은 얼마나 힘들지, 상상하기가 어렵습니다.

《감기는 굶어야 낫는다》의 저자 조기성은 사람은 누구나 자연치유력을 가졌다고 말합니다. 우리 몸은 기본적으로 따뜻해야 면역력이 유지됩니다. 차가운 환경으로의 갑작스러운 이동이나 피로, 과도한 스트레스 등은 차가운 기운을 가진 감기 바이러스가 침투하기 쉽게 만듭니다.

외적(감기 바이러스)이 쳐들어오는 비상사태에 우리 몸은 가능한 모든 작업을 중단하고 체온을 올리기 위해 최대한의 에너지를 동원합니다. 위급상황이다 보니 인체의 기본 활동 중 중요한 '소화'나 '배변 활동'에 사용할 에너지의 여유가 없어집니다. 그 때문에 입맛도 없어지고 배변도 정상적으로 이루어지지 않습니다.

감기에 대항하기 위해 인체의 에너지를 많이 사용하게 되는 경우, 인체에서는 효소의 역할이 매우 중요해집니다. 특히 소화효소의 적극적인 지원을 받아야 이겨낼 수 있습니다. 소화효소가 대사 효소로 이동하게 되고 소화효소의 여력이 줄어들어서 입맛을 잃게 됩니다. 이를 무시하고 억지로 먹으면 오히려 위장에 탈이 납니다.

동물들은 감기에 걸리면 아무리 좋은 먹이를 주어도 병이 나을 때까지 먹는 것을 거부합니다. 이러한 행동은 몸을 살리기 위한 필사적인 조치입니다. 감기에 걸리면 굶어야 빨리 나을 수 있다고 합니다.[22] 기본적인 체력 유지를 위해 굶을 수가 없다면 죽을 먹거나 소식을 하는 것이 감기의 치료에 도움이 됩니다.


음식은 줄이고 수분은 늘립니다. 소화해야 할 음식이 많아지면 그만큼 에너지가 많이 필요합니다. 감기에 걸렸을 때는 먹는 음식을 최소화하는 것이 맞습니다. 그 대신 물은 많이 마셔야 합니다. 충분한 물을 마셔서 감기 바이러스가 몸 밖으로 빠져나가도록 만들어야 합니다.

물은 감기를 치료할 뿐 아니라 예방하기도 합니다. 감기와 후두염은 예방이 중요합니다. 일단 걸리고 나면 일주일 정도를 고생해야 하기 때문입니다. 감기와 후두염에 걸리지 않는 최고의 방법은 바로 충분한 물 마시기입니다.

물은 몸 안을 구석구석 돌아다닙니다. 각종 병균이나 노폐물을 몸 밖으로 배출하도록 돕습니다. 물은 몸 안의 파수꾼입니다. 감기 바이러스는 물을 싫어합니다. 물은 감기를 찾아내어 몸 밖으로 배출하는 역할을 합니다. 참으로 고마운 일입니다.

'물 치료' 분야 최고의 권위자인 영국의 바트만 게리지 박사(Dr. F. Batmanghelidj, M.D.)는 〈물의 의학적 약용 연구〉에서 현대의 만성 질환들은 체내에 물이 부족해져서 오는 것임을 수많은 임상 과정을 통해 증명했습니다.

물이 부족해지면 원활한 수분대사와 생리 기능의 장애로 만성 염증과 많은 질병을 초래하게 됩니다. 기본적으로 수분은 우리 몸의 노폐물을 없애주는데, 우리 몸에는 생각보다 많은 노폐물이 쌓여 있습니다. 노폐물은 몸의 독소로 작용하므로 이를 배출하려면 많은 양의 물이 필요합니다.

물을 마시지 않으면 감기가 살기 좋은 환경이 조성됩니다. 메마른 땅에

먼지가 일고 풀이 죽어가는 것처럼, 감기는 우리 몸을 공격합니다. 감기를 이길 능력이 없는 몸은 쉽게 굴복합니다. 감기는 환호성을 지릅니다. '야호! 또 하나의 사람을 정복했다.'

감기와 후두염은 역사가 깊은 병입니다. 이 병에 맞서 싸울 수 있는 장군은 물뿐입니다. 물은 감기와 후두염보다 현명하고 지혜롭습니다. 물을 잘 이용하여 감기와 후두염을 예방할 수 있습니다.

우리 몸은 물처럼 흘러야 합니다. 저는 물을 자주 마셔서 감기와 후두염에 잘 걸리지 않습니다. 제가 만약 물을 자주 마시지 않았다면 지금처럼 건강하지 못했을 것입니다. 각종 바이러스에 저의 몸을 내주어야 했을 것입니다.

실제로 물을 하루라도 제대로 마시지 않은 날이면 곧바로 몸에 안 좋은 신호들이 나타납니다. 목이 따갑거나, 오한과 고열에 시달립니다. 소방관이 불난 집에 물을 뿌리듯, 얼른 물을 마십니다. 평소보다 두 배로 더 많이 마십니다.

감기와 후두염에 맞서기 위해서 저는 물로 몸을 무장합니다. 든든한 물이 있으니 외롭지 않습니다. 물은 저에게 큰 힘이 됩니다. 바이러스가 넘치는 세상에 한 줄기 빛입니다.

# 4장

# 당신이 물에 중독되면
# 좋은 5가지 이유

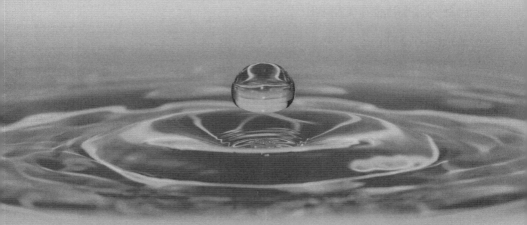

# 첫 번째 :
# 아기처럼 심성이 맑아진다

'심성이 맑아진다'라는 말은 어떤 의미일까요? 네이버에 '심성이 맑다'를 검색했습니다. 〈'밀정' 송강호 "공유는 맑은 영혼 가졌다" 극찬 '화제'〉라는 기사가 눈에 들어왔습니다. 기사에는 송강호가 공유에 대해 한 말들이 적혀 있습니다. "맑은 영혼을 가친 친구다."

심성은 무슨 뜻일까요? 국어사전에 보니 '타고난 마음씨', '참되고 변하지 않는 마음의 본체'라는 말이 나옵니다. '아기처럼 심성이 맑다.' 심성이 맑다는 말은 물처럼 투명함을 의미합니다.

심성이 맑다는 말은 솔직하다는 말과 관련이 있을까요? 물은 모든 것을 투명하게 비춥니다. 물처럼 솔직함이 넘치는 아이가 우리 반에 있습니다.

반짝이는 눈으로 친구에게 "우리 엄마는 꼰대다!" 하면서 일화를 이야기합니다. 매력 있는 아이입니다. 다른 일을 하다가도 그 아이 목소리에 귀 기울이게 됩니다.

며칠 전 그 아이가 숨을 거칠게 씩씩대며 저에게 왔습니다. 한 학년 위인 오빠들이 자기와 친구를 때리고 기분 나쁘게 했다는 것입니다. 화가 많이 나 있었습니다. 달래주어도 한참 흥분을 가라앉지 못했습니다.

아이는 저에게 오빠들을 혼내줄 것을 원했습니다. 자신이 당한 것이 분했습니다. 저에게 혼내달라고 하는 게 너무 분명하게 보였습니다. 반면 저는 혼내주고 싶지 않았습니다. 아이가 잘못 행동했을 것이 뻔했기 때문입니다.

그 형들도 억울한 것이 있었는지, 찾지도 않았는데 제 발로 찾아왔습니다. 저는 그들에게 종이 한 장씩 주면서 억울한 일을 적어보라고 했습니다. 곧 수업 시간이라 이따 하교 시간에 다시 온다고 했습니다.

역시 둘 다 잘못이 있었습니다. 서로에게 사과할 마음이 있는지 물었습니다. 형들은 사과하고 싶다고 말합니다. 솔직한 아이는 눈을 똑바로 뜨고 "사과할 마음 없어요!" 합니다. 아이의 당돌한 발언에 형들은 "싹수도 없다."라고 응대합니다. 아이는 고개를 끄덕이며 "인정!"이라고 말합니다. 솔직한 그 말에 웃음이 나왔습니다.

본인을 나무라는 말에도 솔직할 수 있다는 점은 배울 점입니다. 누군가에게 "싹수도 없다."라고 눈앞에서 말했을 때 "인정!"이라고 말할 수 있는 사람이 얼마나 되겠습니까. 아이는 인정했습니다. 물처럼 맑은 심성을 가졌습니다.

물을 많이 마시면 심성이 맑아집니다. 욕심과 걱정, 불안이 물로 씻기듯 내려갑니다. 《노자》에서는 "풍부한 덕을 가진 사람은 갓난아이와 비슷하다"라고 말합니다. "갓난아이"는 "영아"라고도 부릅니다. 이는 울기만 할 뿐 웃을 줄 모르며, 그저 젖을 빨아 먹을 줄만 아는 갓난아기이고, 분홍색의 작은 살덩어리입니다.

《노자》에서는 갓난아이를 좋아하고 계곡을 좋아하고 골짜기를 좋아하고 물을 좋아합니다. 공자는 "지혜로운 사람은 물을 좋아한다."라고 말했습니다. 노자가 바로 그 예입니다. 노자가 물을 좋아한 이유는 무엇일까요? 노자가 말한 물의 특성을 찾아보았습니다.

도무수유(道無水有). 도는 보이지 않고 눈에 보이는 것 가운데 가장 도에 가까운 것이 바로 물이다.
상선약수(上善若水). 최고의 선은 물과 같다.

노자가 물을 최고의 선과 같다고 하는 까닭은 크게 세 가지입니다. 첫째는 만물을 이롭게 한다는 것입니다. 만물을 이롭게 한다는 것은 설명할 필요가 없습니다. 물은 모든 생명을 살리는 역할을 합니다. 생명의 근원입니다.

둘째는 다투지 않는다는 것입니다. 《노자》 마지막 장인 제81장의 마지막 구가 '천지도(天地道) 이이불해(利而不害) 성인지도(聖人之道) 위이부쟁(爲

而不爭)'입니다. "천지의 도는 이로울지언정 해롭지 않고, 성인의 도(道)는 일 하되 다투는 법이 없다."라고 합니다. 물은 결코 다투는 법이 없습니다.

산이 가로막으면 돌아서 갑니다. 바위를 만나면 몸을 나누어 비켜 갑니다. 가파른 계곡을 만나 숨 가쁘게 달리기도 하고 아스라한 절벽을 만나면 용사처럼 뛰어내립니다. 깊은 분지를 만나면 그 큰 공간을 차곡차곡 남김없이 채운 다음 뒷물을 기다려 비로소 나아갑니다. 너른 평지를 만나면 거울 같은 수평을 이루어 유유히 하늘을 담고 구름을 보냅니다.[23]

셋째는 사람들이 싫어하는 곳에 있는 것입니다. 물은 흘러서 가장 낮은 곳에 있습니다. 이 경우 낮다는 것은 반드시 그 위치가 낮다는 의미가 아닙니다. 비천한 곳, 소외된 곳, 억압받는 곳 등 여러 가지 의미로 읽을 수 있습니다. 가장 약하지만 무한한 가능성을 가진 것인 바로 물입니다. 그 옛날 군주들에게 핍박받으며 힘들고, 어렵게 살았던 백성들이 바로 물을 상징합니다.

세상에서 가장 낮은 물이 바로 '바다'입니다. 바다는 모든 물을 다 '받아들입니다.' 그래서 이름이 '바다'입니다. 큰 강이든 실개천이든 가리지 않고 다 받아들임으로써 그 큼을 이룩합니다.

《노자》 제66장에 '강해소이능위백곡왕자(江海所以能爲百谷王者) 이기선하지(以其善下之)'.라고 말합니다. '바다(江海)가 모든 강(百谷)의 으뜸이 될 수 있는 까닭은 자신을 더 낮추기 때문이다.'라는 뜻입니다. 낮은 곳으로 지향하는 연대입니다. 바다와 같은 사람은 겸손하게 자신을 낮추고, 자신과 다르더라도 포용할 줄 알 것입니다. 바다와 같은 마음을 가졌다는 말이 엄청난 의미를 담은 말이었군요.

사람의 마음이 태어날 때부터 맑고 선하다고 생각하시나요? 《심성론》은 사람의 심성(心性, 마음)을 철학적으로 설명하는 이론입니다. 맹자의 심성론이 대표적입니다. '사람은 모두 남에게 차마 모질게 하지 못하는 마음을 가지고 있다. 〈불인인지심(不忍人之心)〉' 인간의 본성은 선량하다는 것이 이른바 맹자의 성선설입니다.

심성이 태어날 때부터 악하다고 주장한 사람으로 순자가 있습니다. 정말 인간의 심성은 그렇게 정해져 있는 것일까요? 성(性)은 선악 이전의 개념입니다. 선과 악은 사회적 개념입니다. 따라서 성과 선악을 조합하는 개념 구성은 모순입니다.[24]

인간의 본성(심성)에 대하여 선악 판단을 하는 것 자체가 올바른 태도가 아니라고 생각합니다. 맹자의 성선설이 천성과 천리를 뒷받침하는 것과 마찬가지로, 순자의 성악설은 그의 교육론과 예론(禮論), 제도론(制度論)을 전개하기 위한 개념입니다.

그럼 인간의 본성이란 과연 있는 것일까요? 있다고 하더라도 그것은 선악 판단 이전의 것입니다. 에드워드 윌슨(Edward O. Wilson)의 《인간의 본성에 관하여 (On Human Nature)》에 의하면 본성은 선악 판단의 대상이 아니라 DNA 운동 그 자체입니다. 인간의 모든 활동은 자신의 유전자를 존속하고 번식하기 위해 하는 것입니다.

'물을 많이 마시면 심성이 맑아진다.'를 주제로 남편과 이야기를 나누는 도중에 '수통 이야기'가 나왔습니다.

군대에서는 '수(水)통'을 배급받습니다. 이 수통은 50년도 더 되어 보이는 아주 오래된 수통입니다. 물을 채우고 행군합니다. (국군에서 사용하는 수통은 약 900ml가량의 용량입니다. 500ml짜리 작은 생수병 2개를 나란히 넣으면 딱 맞습니다) 무거운 것들을 몸에 매달아 끝없이 걷는 중에 땀이 흐르고 목이 마릅니다.

벌써 자신의 물을 다 마신 A는 다른 사람의 수통을 탐합니다. 그는 자신보다 계급이 낮은 후임의 수통을 뺏어 그 반을 마십니다. 수통의 물은 그의 목구멍을 타고 흘러가 마음을 적시고 몸 안의 여유를 만들어냅니다.

물을 충분히 마신 A의 표정에 흡족한 미소가 흐릅니다. 아주 여유롭습니다. 다른 사람의 실수도 눈감아주고 행군하는 내내 자신감이 넘칩니다. 반면 물을 빼앗기고 갈증에 시달리는 후임은 죽을 맛입니다. 입 안은 바짝바짝 말라가고 마음은 초조합니다. '행군이 언제 끝날까? 얼마나 더 걸어야 할까?' 하는 의문이 끊임없이 그를 괴롭힙니다.

물은 이렇게 마음의 어둠과 빛을 갈라놓을 수 있습니다. 만약 후임이 물을 충분히 마셨더라면 그는 이렇게까지 초조하고 불안하지 않았을 것입니다. 부족한 물은 마음을 타 들어가게 만들고, 충분한 물은 마음에 여유가 넘치게 만듭니다.


심성, 즉 마음은 물로 깨끗하게 만들 수 있습니다. 물론 남의 물을 빼앗아 마신 A는 분명 잘못했습니다. 분명한 것은 그가 마신 물이 마음을 온화하게 만들었다는 것입니다. 그렇다면 심성은 교육할 수 있는 것일까요?

네, 가르칠 수 있습니다. 다시 말해, 회복할 수 있습니다. 교과 공부는 우리가 생득적으로 타고난, 다시 말하여 태어날 때 갖추고 있는, 막연하고 무기력한 '표현 이전의 표준'을 점점 뚜렷하고 강력한 형태로 다듬어 줍니다.

교과를 어떻게든지 가르치기만 하면 심성이 함양된다고 생각하는 것은 옳지 않습니다. 사실상 교육내용이 따로 있고 교육 방법이 따로 있는 것이 아니라 교육 방법에 따라 교육내용이 달라지는 것입니다.[25] 순자가 말한 군자의 학과 소인의 학의 구분은 교육에 대한 통찰력을 담고 있습니다.

*'군자의 배움은 귀로 들어와서 마음에 붙는다. 그것은 온몸을 덮고 모든 동작에 나타난다. 소인의 배움은 귀로 들어와서 입으로 나간다. 입과 귀 사이는 네 치에 불과한데 그것이 어찌 일곱 자의 몸을 아름답게 할 수 있으랴'*

동서양을 통틀어 역사상 가장 대두된 여러 가지 교육 방법은 결국 순자가 말한 교과가 '마음에 붙어서 일곱 자의 몸을 아름답게 꾸밀 수 있도록' 하는 방안을 각각 다른 관점에서 보여준다고 말할 수 있습니다.

'심성이 맑다'의 반대말은 무엇일까요? 자기 이익을 생각하는 모습이 떠올랐습니다. 〈나는 솔로〉라는 연애 프로그램을 보았습니다. 옥순은 광수를 좋아합니다. 호감이 있습니다. 하지만 영숙, 영자도 광수에게 호감이 있습니다.

데이트권은 여자에게 있습니다. 영숙부터 순서대로 남자를 선택합니다.

옥순은 순서가 꼴찌입니다.

영숙은 광수에게 갑니다. 영자도 광수에게 갑니다. 옥순은 가지 않았습니다. 이유는 다대일(多對一) 데이트를 원하지 않아서였습니다. 정직하지 못한 선택입니다. 일대일 데이트를 향한 욕심이 정직하지 못한 선택을 불러왔습니다. 눈앞의 이익만을 생각하여 속마음을 배반했습니다.

옥순은 영악했습니다. 순간의 이익을 위했습니다. 결과는 처참했습니다. 정직하지 못한 선택으로 인해 결국 남자와 잘되지 못했습니다. 나중에 그녀는 광수를 정말 원하지만, 전에 자신이 했던 잘못된 선택 때문에 커플이 되지 못했습니다.


순수의 반대는 영악함입니다. 물을 자주 마시는 사람이었다면 이 같은 선택을 하지 않았을 것입니다.

물을 많이 자주 마시면 심성이 물과 같이 맑아집니다. 어떤 이득과 이익을 바라고 하는 것이 아닙니다. 하나만 보고 도전합니다. 그런 사람이 심성이 맑은 사람입니다. 어떻게 하면 심성이 맑은 사람이 될 수 있을까요? 바로 물을 자주 마시는 것입니다. 물을 마시면, 심성이 맑아집니다.

# 두 번째
## : 몸속 순환이 일어나 정화된다

우리 몸은 물로 이루어져 있습니다. 물을 깨끗하게 유지하기 위해서 썩지 않도록 매일매일 갈아 주어야 합니다.

꽃다발을 받았습니다. 꽃병의 물을 갈아주면서 신기한 장면을 보았습니다. 하루만 지났는데도 물이 뿌옇게 더러워진 것이었습니다. '사람이 노폐물을 배출하듯이 꽃도 그렇구나.' 물을 꾸준히 갈아주는 것만으로도 꽃은 신선함을 유지합니다.

몸의 순환이 잘 이루어지려면 물을 꾸준히 마셔야 합니다. 물은 몸에 쌓인 노폐물을 배출합니다. 물속에 있는 여러 무기질과 미네랄은 몸에 활력을 줍니다. 물은 성실하게 몸 구석구석을 돌아다니며 청소합니다.

순환은 몸속뿐만 아니라 우리 몸 밖에서도 끊임없이 이루어집니다. 고인 물이 썩는다는 말은 사람에도 적용됩니다. 사람이 같은 자리에 너무 오래 앉아 있으면 발전이 없습니다. 편안함이 몸 안에 퍼져 그 자리에 멈춰 버립니다.

우리 몸의 순환계는 제1 순환계로 불리는 혈관계와 제2 순환계로 불리는 림프계로 이루어져 있습니다. 제1 순환계는 심장박동에 의해 혈액이 온몸을 순환하며, 모든 세포에 영양소와 산소를 공급합니다. 제2 순환계인 림프계는 혈관에 혈액이 흐르듯 림프액이 흐르면서 우리 몸속에 쌓이는 독소와 노폐물을 제거함과 동시 외부에서 침투한 바이러스나 세균과 싸우는 파수꾼 역할을 합니다.

림프액은 투명한 담황색 액체로, 흔히 몸에 상처가 났을 때 나오는 진물입니다. 우리가 건강을 유지할 수 있는 건 우리 몸 안에 거미줄처럼 촘촘하게 뻗어있는 림프계 덕분입니다. 림프의 흐름이 정체되면 여기저기 붓는 증상이 나타납니다.


하루 종일 같은 자세로 일하는 사람은 부종이 잘 생깁니다. 림프가 막히면 피부 신진대사가 원활하지 못해 피부 탄력이 떨어집니다. 색소침착, 기미, 주름이 생깁니다. 부종, 통증, 비만 등을 유발할 수 있습니다.

림프샘은 대부분 몸통에 모여 있습니다. 복부를 중심으로 복부 아래에서 하체로 갈라지는 넓적다리 부위인 서혜부와 가슴, 목, 겨드랑이 부분이 많이 모여 있습니다. 이 부위들을 만졌을 때 뭉쳐 있다면 노폐물이 쌓였다는 뜻입니다. 마사지로 풀어주는 것이 좋습니다.

　마사지 전에 물을 충분히 마셔주는 것이 좋습니다. 아침에 일어나면 물한두 잔, 식사 30분 전 물 한 잔, 식후 2시간 30분 후에는 물을 충분히 마셔주는데 하루 2리터 이상의 물을 마십니다. 혹시 설사한다거나 몸이 차가울때는 몸에 열을 내는 운동을 하고 물을 마시는 것이 좋습니다. 물은 음식물을 용해하며 가장 중요한 혈액을 묽게 하고 잘 운반시킵니다.

　반신욕은 혈액순환을 원활하게 해주는 데 큰 도움이 됩니다. 몸이 피곤한 날은 다리가 더 무겁고 부종도 심할 수 있습니다. 냉기는 우리 몸에 많은 질병을 일으킵니다. 반신욕은 몸의 근육을 이완시키고 땀과 함께 노폐물을 배출시키며 지방을 분해합니다. 임신 중이나 출산 후에도 심신의 안정과 노폐물 배출에 도움이 됩니다.

　땀 배출을 유도하기 위해 반신욕 전에 미지근한 물 한 잔을 마십니다. 중간에 목이 마르면 수시로 마셔도 좋습니다. 욕실 온도는 22~24℃가 적당하고, 물의 온도는 체온보다 약간 높은 38~40℃ 정도의 따뜻한 물에 명치아래까지만 몸을 담그고 어깨나 팔은 물에 넣지 않습니다. 시간은 20~30분 정도가 적당합니다.


　몸의 순환과 관련하여 마사지와 반신욕은 꾸준히 해주는 것이 좋습니다. 하지만 마사지와 반신욕을 할 시간적 여유도 없을 때가 많습니다. 반신욕을 할 욕실 공간도 부족한 경우가 많습니다. 그래도 물 마시기는 할 수있습니다. 물 마시기처럼 단순하고 간단한 해법은 언제나 오래 갑니다.

물의 순환과 관련하여 이번에는 사람의 순환을 생각해봅니다. 저는 한 사람이 같은 자리에 오래 있기보다는 물처럼 흘러야 한다고 생각합니다.

저는 4년마다 출근하는 곳을 바꿉니다. 한 학교에 계속 있을 수는 없습니다. 5년이 만기입니다. 학교를 옮기는 일은 큰일입니다. 환경이 달라집니다. 아이들도 달라지고 동료 교사도 달라집니다. 윗사람도 달라집니다.

자리를 옮길 때쯤 되면 마음이 심란해진다고 합니다. 어디로 가야 하나, 고민도 되어 소문에 귀를 기울입니다. A 학교에 대해서 어떤 사람은 너무 좋다고 하고, 다른 사람은 너무 힘들다, 가지 말라 합니다. 결국 중요한 것은 내 안 마음의 소리입니다.

저는 이 제도를 참 긍정적으로 생각합니다. 한곳에 오래 머무는 것보다 물처럼 순환하기를 바랍니다. 사람은 환경의 영향을 많이 받습니다. 환경이 달라지면 사람도 그에 맞춰 적응하려고 노력하게 되고 발전하게 됩니다. 실패해도 시도합니다. 매번 바위에 부서지고, 발에 밟혀도 다시 채워지는 물과 같습니다.


물에 중독되면 정화됩니다. 정화(淨化)를 사전에서 찾아보았습니다.

## 정화

- 불순하거나 더러운 것을 깨끗하게 함.
- [문학] 비극을 봄으로써 마음에 쌓여 있던 우울함, 불안감, 긴장감 따위가 해소되고 마음이 정화되는 일.

눈물을 흘려 보신 적이 있나요? 서현 작가가 쓴 그림 동화책 《눈물바다》에서 소년은 학교에서 시험을 봅니다. 아는 게 하나도 없습니다. 점심밥은 왜 이렇게 맛이 없는 걸까요. 하굣길에 갑자기 비가 오는데 우산이 없습니다. 빗물을 뚝뚝 흘리며 집에 들어왔는데 공룡 두 마리가 싸웁니다.

훌쩍, 훌쩍, 훌쩍. 어? 눈물이 바다가 되었습니다. 소년은 울음을 그치고 눈물 속에서 배를 타고 헤엄칩니다. 화면이 커집니다. 눈물 속에는 엄마 공룡도 있고, 아빠 공룡도 있고, 텔레비전과 화분, 물병이 둥둥 떠다닙니다.

어여차!? 소년은 물에 젖은 것들을 빨랫줄에 걸어 말립니다. 뽀송하게 말립니다. 시원하다, 후아! 소년은 눈물 덕분에 시원함을 느낍니다. 이때 소년이 흘린 눈물은 카타르시스입니다.

카타르시스는 무슨 뜻일까요? catharsis. 정화, 배설을 뜻하는 그리스어입니다. 아리스토텔레스 《시학》 제6장 비극의 정의 가운데에 나오는 용어입니다.

## 카타르시스

- [문학] 비극을 봄으로써 마음에 쌓여 있던 우울함, 불안감, 긴장감 따위가 해소되고 마음이 정화되는 일.

마음이 정화되는 일을 찾았다는 것은 참으로 큰 행운입니다. 정화는 치유의 기능을 합니다. 정화는 질서를 형성하며 혼돈이 우주로 전환하게 합니다. '만다라(Mandala)'는 정화의 기능을 합니다. 분석심리학의 창시자 융은 '만다라'를 분석하고 그렸습니다.

'만다라'는 불교, 특히 밀교계의 불교에서 승려들이 수도의 도구로 쓰이던 그림입니다. 이 그림은 원과 사각을 기본으로 구성되어 있고 그 중앙에 최고의 원리를 상징하는 '상'이 도시되어 있습니다. '만다라'라는 말은 산스크리트어로 원륜(圓輪) 또는 마법의 원이라는 의미라고 합니다.

융은 '만다라'에 관해서 알기 이전에 피분석자들의 꿈에 곧잘 4로 구분되는 형상이나 인물의 배치 또는 원의 상이 나타나는데, 이것이 그들에게 커다란 감동을 주고 그들의 마음에 안정을 가져다주는 것을 관찰합니다.

그의 자서전에 기록된 것을 보면 융은 1916년 처음으로 '만다라'의 그림을 그렸는데, 그는 그것이 무슨 뜻인지 몰랐습니다. 1918년에서 1919년 사이 제1차 세계대전 중 그는 군의관으로 있었는데, 매일 아침 수첩에 작은 원을 그렸습니다. 그것은 그의 마음의 상황을 표현해주었는데, 그가 편견으로 사로잡혀 마음이 편하지 않을 때 원은 찌그러지고 변했습니다.

융은 그의 자서전에서 다음과 같이 말합니다.

*내가 만다라를 그리기 시작했을 때 나는 비로소 내가 걸어간 길, 그 모든 발자취, 내가 행한 모든 것이 다시금 하나의 점, 즉 중앙에 귀착함을 보았다. 만다라가 중심이라는 것이 더욱더 분명해졌다. 그것은 모든 길의 표현이다. 그것은 중앙으로 향하는 길, 즉 개성화에의 길이다. [26]*

실제로 저는 만다라 그리기를 학교 수업 시간에 아이들과 함께합니다. 원의 가운데 부분에서 바깥쪽으로 모양을 그리며 집중하다 보면 마음이 평온해집니다. 처음에는 만다라 색칠하기로 시작합니다. 만다라를 색칠하는 것만으로 치유되는 느낌이 듭니다. 그리고 만다라 그리기를 합니다. 만다라 그리기는 자신만의 아름다움을 만들 수 있는 묘한 경험입니다. 저는 이 만다라가 물과 닮았다고 생각합니다.

만다라와 물의 공통점은 무엇일까요? 바로 치유의 기능입니다. 세상이 시끄럽고 어지러울 때, 만다라를 그립니다. 회색빛 도시를 떠나 바다나 호수, 흐르는 강의 물을 바라봅니다. 만다라를 그리는 것과, 물을 바라보는 것. 이 모두는 내 가슴 속의 깊은 곳의 이야기를 들려줍니다.

물이 들려주는 이야기는 내면에서 올 수도 있고, 밖에서 올 수도 있습니다. 잊고 있던 나의 마음속 이야기. 너무 바쁘게 사느라 챙기지 못했던 순간들. 그 모든 것들이 아름다운 반짝이는 구슬처럼 머릿속에 살아 숨 쉽니다. 만다라와 물은 머리가 쉴 수 있게 해줍니다. 스트레스로 빨갛게 물들여진 머리를 초록빛으로, 푸른빛으로 맑게 만들어 돌려줍니다.

물은 우리 몸뿐만 아니라 마음도 깨끗하게 만듭니다. 당신이 물에 중독되면 좋은 이유는 바로 이것입니다. 눈물바다! 눈물이 메마른 사회에서 촉촉하게 울어도 괜찮습니다. 당신의 눈물이 마음을 정화합니다.

입으로 마신 물이 눈으로 나옵니다. 물은 몸 안을 여행하며 온갖 더러운 것들을 몰고 나옵니다. 물을 마시면 마음이 후련하고 깨끗해집니다.

몸과 마음을 정화하고 싶다면 물을 마시세요. 물은 언제나 당신 가까이에 있습니다.

# 세 번째 :
# 목소리가 좋아진다

*"낮은 목소리로 천천히 말하고, 너무 많이 말하지 말자."*

-존 웨인(미국의 배우)

*"목소리의 톤이 높아질수록 뜻은 왜곡된다."*

-유재석

    미국의 서부극을 대표하는 배우인 존 웨인(John Wayne)은 낮고 위엄 있는 특유의 목소리로 많은 사람을 사로잡았습니다. 대한민국을 대표하는 방송인 유재석은 말로 먹고살면서 목소리에 대한 명언을 했습니다.

목소리는 엄청난 힘을 가졌습니다. 단지 소리인데도 불구하고 목소리는 사람의 인상을 좌우하고, 분위기를 만드는 중요한 역할을 합니다. 낮은 목소리로 천천히 말하는 사람은 신중하고 진지해 보입니다. 높은 목소리로 빠르게 말하는 사람은 깃털처럼 가벼워 보입니다.

'블랙 위도우'라는 캐릭터로 유명한 미국의 여배우 스칼렛 요한슨 (Scarlett Johansson)은 쉰 목소리가 매력입니다. 하지만 그녀는 어렸을 때 목소리로 인해 아픔을 겪었습니다. 낮고 거친 중저음의 목소리로 인해 광고 오디션에서 번번이 떨어집니다. 예쁘장한 금발의 아이가 입을 열면 걸걸한 목소리가 나와서 "감기 걸렸니?"라는 말도 자주 들었다고 합니다.

오디션에서 계속 떨어지자 어머니가 그녀를 만류했습니다. 하지만 진로를 바꿔 도전한 영화에서 그녀의 목소리는 환영받았습니다. 지금은 독보적인 목소리가 그녀의 특징이 되었습니다.

목소리를 잃어버리면 어떤 느낌이 들까요? 목소리를 잃어버린 인어공주 이야기가 떠오릅니다. 인어공주에게는 다섯 언니가 있습니다. 저녁이 되면 자주 다섯 자매는 팔짱을 끼고 줄지어 물 위로 떠 오릅니다. 그들은 아름다운 목소리를 가지고 있었는데, 어느 인간의 목소리보다 더 아름다웠습니다. 막내인 작은 인어(인어공주)는 그중에서도 가장 아름답게 노래했습니다.

인어공주의 목소리는 너무나 아름다웠습니다. 육지의 그 누구도 그렇게 아름다운 목소리를 가지고 있지 않았습니다. 인어공주는 젊은 왕자에게 반했습니다. 인어공주가 인간이 가지고 있는 두 다리를 갖고 싶어 바다 마녀를 찾아갑니다. 바다 마녀가 말합니다.

"너는 여기 바다 밑에서 가장 아름다운 목소리를 가지고 있지. 그것으로 왕자를 매혹할 생각이겠지만 그 목소리를 나에게 주어야 한다. 나는 네가 가진 가장 좋은 것을 내 귀한 약을 위해 요구한다!"

인어공주가 그렇게 하겠다고 말하자 마녀는 약을 만듭니다. 마침내 약이 준비됩니다. 그것은 '가장 맑은 물' 같았습니다. 마녀가 물약을 주고 인어공주의 혀를 잘랐습니다. 소녀는 벙어리가 되어 노래할 수도, 말할 수도 없게 되었습니다.

바다 마녀는 인어공주에게서 목소리를 가져갑니다. 인어공주에게 남는 것은 두 다리, 아름다운 몸매와, 우아한 걸음, 그리고 무언가를 말하는 듯한 눈입니다. 그것들로 인간의 마음을 사로잡을 수 있다고 합니다.

하지만 목소리를 잃어버린 인어공주는 결국 왕자의 아내가 되지 못합니다. 물거품이 되어 사라집니다. 인어공주가 왕자의 마음을 얻을 수 없었던 결정적인 이유는 바로 '목소리'를 잃었기 때문입니다. 목소리를 가지고 있었다면 인어공주는 왕자의 마음을 사로잡아 아름다운 왕비가 되었을 것입니다. 목소리가 없었던 인어공주는 왕자의 사랑스러운 '무희'였다가, 물거품이 되어 사라져 버렸습니다.

목소리는 상대의 호감을 좌우하는데 아주 중요한 역할을 합니다. 인사

면접을 볼 때 사람들의 이목을 집중시키는 자신감 있는 목소리는 좋은 점수를 받을 수 있습니다. 이성을 처음 만났을 때 멋진 목소리 하나로 상대를 사로잡을 수 있습니다.

좋은 목소리는 타고나는 걸까요? 텔레비전에 나오는 가수, 아나운서, 배우, 성우들의 목소리는 자꾸 듣고 싶습니다. 기분이 좋아지는 목소리, 맑고 힘 있는 목소리를 갖고 싶습니다.

이비인후과 전문의에 따르면 성대와 성도는 타고나는 기관이므로 후천적으로 그 구성을 바꾸기는 어렵습니다. 부모와 자식 간의 목소리가 닮았고, 같은 배에서 나온 형제끼리, 자매끼리의 목소리가 닮은 것도 이에 따른 것입니다.


그렇다면 후천적으로 목소리가 좋아지는 방법이 있을까요? 약간의 노력으로 목소리가 좋아질 수 있습니다. 바로 호흡과 발성, 물 마시기입니다. '올바르게' 말하는 자세를 잡고, 목소리를 내고, 호흡하는 것을 습관화하는 것이 중요합니다.

말할 때 허리와 어깨를 올곧게 펴고, 어깨와 귀가 일직선이 되도록 목을 올바르게 세웁니다. 어깨와 허리를 펴고, 몸을 바로 세워 말하는 것이 첫 번째입니다. 원래 자세가 바르지 않은 사람이 이 자세를 할 때는 뭔가 불편하고 어색합니다. 자세가 무너지면 호흡과 발성이 동시에 무너져서 좋은 소리를 낼 수 없습니다.

**'알렉산더 테크닉'**은 습관화된 동작이나 생활 습관을 변화시켜 심리·정서적인 문제를 치료하는 기법입니다. 인체의 기본 동작에 큰 영향을 끼치는 목과 머리 등의 관계를 연구하는데, 목과 머리의 긴장을 풀고 바른 자세를 유지하면 최상의 컨디션으로 자유롭고 정확한 동작이 가능해집니다.

실력이 출중한 뮤지컬 배우가 현재 자신의 자세를 점검받기 위해 코치 앞에서 잠깐씩 자신의 연기, 노래, 연주 등을 보여줍니다. 그런데 정말 신기하게도 신장을 이완하는 법을 배운 후 자세를 조금씩 바꾸자 그들의 연기, 노래, 연주의 깊이가 확 달라집니다. 감정이 폭이 활짝 열려 풍성한 소리로 감동을 전할 수 있게 됩니다.

거울 앞에서 바른 자세로 서 봅니다. 척추는 바른 자세일 때 가장 자연스러운 S자 커브 모양입니다. 다리는 골반 너비로 11자로 섭니다. 발뒤꿈치가 아닌 양 발바닥 전체에 몸무게를 고르게 싣습니다. 무릎은 긴장을 풀고 관절을 유연하게 둡니다.

머리 한가운데에 투명한 줄이 달려있어서 위로 잡아당긴다고 상상합니다. 목과 턱 사이에는 사과 한 개가 들어 있어서 턱을 들면 그것이 떨어진다고 상상합니다. 어깨를 뒤로 돌리면서 견갑골(어깨뼈)을 내려 어깨와 귀가 멀어지게끔 합니다.

평평한 벽에 머리와 어깨, 엉덩이, 발뒤꿈치를 붙이고 자세를 만들어 본 다음 벽에서 떨어져 거울 앞에서 자신의 자세를 확인해봅니다. 이렇게 바로 선 상태가 되어야 몸에 불필요한 힘이 빠지고, 소리의 통로에 막힘이 없어 온몸에서 풍성한 소리가 울릴 수 있습니다.

아랫배를 이용해 호흡하는 복식 호흡은 좋은 목소리를 내는 두 번째 방법입니다. 조용히 호흡에 귀를 기울입니다. 매 순간 숨이 들어오고 나가면서 생명이 유지됩니다. 호흡에 따라 목소리가 달라집니다. 호흡에 집중하면 내 몸과 마음의 상태가 바로 보입니다.

복식 호흡은 풍성하고 울림 있는 소리를 만들어 줍니다.

공기를 폐 아래쪽으로 보내며 배로 깊게 호흡합니다. 고무풍선에 공기가 들어가면 빵빵하게 부풀어 오르는 것처럼, 숨을 들이마시면 배에 공기가 가득 차면서 볼록 나옵니다. 숨을 내쉬면 풍선에 바람이 빠지듯 공기가 나가면서 배는 홀쭉해집니다.

복식 호흡은 가슴 호흡에 비해 더 많은 양의 공기를 폐 깊숙한 곳까지 한 번에 채울 수 있습니다. 많은 양의 공기가 발성 기관(성대)과 공명 기관(비강, 구강, 인두강 등)을 통과하면서 훨씬 크고 울림 있는 소리를 만듭니다.

왼손은 배꼽 위에, 오른손은 가슴 위에 올립니다. 숨을 코로 들이쉰 후에, 가슴 위에 올린 손이 가만히 있는 채로 배 위에 올린 손만 움직이게 만들어 봅니다. 복식 호흡은 성대를 다치지 않게 하고, 목소리의 성량을 키우고, 목소리의 힘까지 키울 수 있게 하는 3가지의 장점이 있습니다.


이외에도 목소리를 좋게 하는 습관이 있습니다. 분명하고 정확한 발음하기. 입을 크게 벌리고 또박또박 말하기. 단조롭게 계속 말하기보다는 목소리에 가벼운 억양과 쉼을 주기. 빠른 말하기는 최대한 삼가기. 헛기침하지 말기. 무리하게 큰 소리를 내거나 너무 작은 소리를 내지 말기.

목소리를 좋게 한다는 것은 한 마디로 몸을 좋게 한다는 것과 같습니다. 소중한 몸에 주의를 기울이는 것으로 시작합니다. 몸은 마음의 집입니다. 마음을 표현하는 소리가 목소리입니다. 따스하고 밝은 목소리가 나오려면 먼저 건강한 몸이 필요합니다.

꾸준한 운동도 목소리를 좋게 할 수 있습니다. 몸에 무리를 주지 않는 선에서 즐겁게 산책을 즐깁니다. 러닝머신이나 헬스 자전거에 올라 30분 동안 유산소 운동을 합니다. 러닝머신 위에서 걸을 때는 내 몸의 움직임 하나하나를 느끼려고 노력합니다.

'너무 바빠서, 시간이 없어서'라는 핑계는 잠시 멈추고 일단 몸을 움직이는 것만으로도 몸이 좋아집니다. 특히 근력운동 중에서 복근 강화 운동이 목소리를 좋게 만드는데 큰 효과가 있습니다. 좋은 목소리를 만들기 위해서는 숨을 깊게 들이마신 후 아랫배(단전)를 당기며 말하는 것이 핵심입니다. 복근이 잘 단련되어 있을수록 적은 에너지로 힘 있는 소리를 낼 수 있습니다.


목소리 건강에 좋은 음식은 물입니다. 너무 차지도, 뜨겁지도 않은 체온과 비슷한 정도의 물을 조금씩 마셔주는 것이 성대 윤활유를 분비하고 성대를 촉촉하게 유지하는 데 큰 도움이 됩니다. 목소리를 좋게 만들고 싶다면 항상 따뜻한 물 한 잔을 옆에 두는 습관을 지니는 것이 좋습니다.

제일 강조하고 싶은 것은 물 마시기입니다. 다른 것들은 부차적입니다. 호흡과 발성, 자세는 잊어도 좋습니다. 목소리를 좋게 하고 싶다면 물을 충분히 마셔야 합니다. 목을 많이 사용한 이후, 무조건 목을 쉬게 해야 합니다. 물 마시는 습관은 목을 쉬게 할 수 있습니다.

성대는 점막과 근육으로 이루어져 있습니다. 많이 사용하면 당연히 피로해집니다. 만약 말을 많이 하거나, 노래를 많이 부른 날이라면 반드시 목을 쉬게 해주세요. 물 마시기는 목을 쉬게 하는 방법입니다. 말을 하는 중간마다 물을 마셔주세요.

물은 목소리와 사이에 오아시스와 같은 침묵을 만듭니다. 거칠고 건조해진 사막에 생명을 불어넣습니다. 한마디 말보다 한 모금의 물이 좋습니다. 더 말하기 전에 물을 마셔보세요. 분명 좋은 생각이 떠오를 것입니다. 물에 중독되면 목소리가 좋아집니다.

# 네 번째 :
# 피부가 광이 난다

피부가 반짝반짝 윤이 나는 사람을 본 적이 있나요? "어떻게 하면 피부가 그렇게 좋아요?" 그에게 다가가서 말 걸어보고 싶습니다. 그는 말없이 미소를 짓습니다.

TV에서 화장품을 광고하는 연예인들의 피부는 마치 물을 머금고 있는 듯 생기 있고 곱습니다. 수분이 풍부한 피부는 보기에도 좋지만, 몸 전체의 건강을 반영합니다. 피부는 수분이 풍족해야 빛이 납니다.

*자하가 《시경》 위풍(衛風) 〈석인(碩人)〉 구절의 뜻을 공자에게 질문했다.*
*"아리따운 웃음과 예쁜 보조개, 아름다운 눈과 검은 눈동자, 소(素)가 곧 아름*

다움이로다.' 이것이 무슨 뜻입니까?"

공자가 대답했다. "그림은 소(素)를 한 다음에 그리는 법이지 않은가."

자하가 말했다. "예를 갖춘 다음입니까?"

공자가 말했다. "네가 나를 깨우치는구나! 더불어 시를 논할 수 있겠구나."

- 《논어(論語)》 제3장 팔일편(八佾編)

이 대화의 핵심은 인간적인 바탕이 참된 아름다움이라는 선언입니다. 캔버스에 그림을 그릴 때 바탕을 희게 만드는 젯소(gesso)[27] 작업을 합니다. 기본 바탕 작업을 잘 마친 후에 그려야 그림이 선명하고 아름답습니다. 사람도 그렇습니다. 저는 사람의 피부가 바탕이 된다고 말합니다.

피부는 얼굴의 바탕이 됩니다. 피부가 좋으면 매력 있는 첫인상을 줍니다. 피부가 바뀌면 인상이 바뀌고, 인상이 바뀌면 운명도 바뀝니다. 피부를 아름답게 가꾸는 일은 자신에게 주는 값진 선물입니다.

피부가 좋아 보이기 위해 비싼 화장품에 돈을 많이 씁니다. 하지만 화장이 두꺼워질수록 피부는 숨을 못 쉬고 생기를 잃어갑니다. 피부 위에 겹겹이 쌓아 올린 화장은 꼭 잘 지워주어야 합니다.

"현재 인류는 피부에 좋다는 꼬임에 빠져 매일 화학물질 덩어리를 뒤집어쓰고 있다. 보통 여성이 하루에 쓰는 화장품만 봐도 평균 128가지 화학물질이 들어 있다."

- 《Financial Times》

매일 아침·저녁으로 최소한 두 번씩 기초 제품을 바르고 그 위에 메이크업 제품으로 화장하고 때때로 화장을 고친다고 생각하면 정말 많은 화장품을 얼굴에 바르는 셈입니다. 그뿐인가요? 핸드크림이나 발 크림, 보디로션, 보디 오일까지. 몸 구석구석에 너무 많은 화장품을 흡수시키고 있습니다.

《피부를 펴야 인생이 편다》를 쓴 피부 미용계 경영자 겸 테라피스트 강선자 씨는 화장품 중 가장 중요한 것이 세안제라고 합니다. 화장을 잘 지워야 피부에 좋습니다. 잘 지운다는 것은 오염물질과 화장은 잘 제거되고 피부 장벽은 손상되지 않는 것입니다.

좋은 세안제를 고르는 방법으로 물에 잘 헹궈지는 수용성 제품을 추천합니다. 피부를 자극하는 이중 세안보다는 물에 씻겨 내려가는 수용성 세안제를 권합니다. 아침에는 물 세안만으로 충분합니다. 피부를 지키려면 피부에 자극을 최대한 주지 않으면서 세안을 깨끗이 해야 합니다.

10년 젊어지는 세안 방법을 소개합니다. 생각보다 많은 사람이 피부가 상할 정도로 세안하여 피부에 자극을 주고 있습니다. 세안의 첫 단계는 손씻기입니다. 손을 씻지 않고 세안하면 세안제가 손의 오염물질만 제거하고 얼굴의 오염물질은 제거하지 못합니다. 더러운 손으로 세안하면 얼굴을 깨끗이 닦지 못할뿐더러 피부에 문제를 일으킬 수 있습니다.

세안할 때 물의 온도와 압력을 적당하게 조절하는 것이 중요합니다. 뜨거운 물로 샤워하거나 머리를 감으면서 세안하는 것은 좋지 않습니다. 체온보다 뜨거운 물로 세안하면 피부 탄력을 잃고 모공도 커지며 수분 손실이 발생합니다. 물의 압력이 강한 샤워기로 세안하는 것도 좋지 않습니다. 미지근한 미온수로, 압력이 세지 않은 물을 손으로 받아 부드럽게 세안하는 것이 제일 좋습니다.

안타깝게도 나이가 들면 세포 내의 수분이 점차 감소하여 10년마다 3ℓ의 수분을 잃는다고 합니다. 이는 갈증을 느끼는 감각도 퇴화하면서 더욱 가속화되는 현상으로 당연히 세포의 활력도 떨어지게 됩니다.


피부를 늙게 만드는 요인은 무엇일까요? 내인성 노화와 외인성 노화가 있습니다. 내인성 노화는 유전이나 나이를 먹어감에 따라 생기는 노화입니다. 콜라겐 감소로 잔주름이 생기고 수분이 줄면서 피부가 건조하고 탄력이 떨어지는 자연스러운 노화 과정입니다.

외인성 노화는 노력으로 속도를 조절할 수 있습니다. 흡연, 미세먼지, 음식, 피부 염증, 전신 질환 같은 요인에 영향을 받는데, 대표적인 것은 열 노화(적외선)와 광 노화(자외선)입니다.

흡연이나 미세먼지처럼 공기 중에 떠돌아다니는 유해 물질도 산화 반응으로 노화를 일으킵니다. 흡연은 콜라겐과 엘라스틴을 파괴합니다. 특히 입술이 얇아지면서 입 주변에 주름이 자글자글하게 생깁니다. 흡연은 유해 물질이 몸에 들어가 당 독소를 늘립니다. 미세먼지는 산화 반응을 일으켜서 피부에 닿는 것만으로도 피부 노화가 만들어집니다.

피부는 열을 받으면 안 됩니다. 열이 얼굴을 늙게 만듭니다. 체온은 36.5℃가 정상이지만 피부 온도는 이보다 3~5℃ 낮아야 합니다. 피부에 열이 오르면 여러 가지 문제가 생깁니다. 수분이 날아가고 탄력이 없어집니다. 반복되는 홍조 현상은 모세혈관을 확장합니다. 피부가 예민한 상태로 바뀝니다.

코로나19의 유행이 장기화하면서 마스크를 장시간 착용하고 있습니다. 이상하게 마스크를 착용하면 피부에 이상이 생기거나 건조해지는 문제가 발생합니다. 마스크 착용이 피부에 안 좋은 영향을 주는 것인지 찾아보았습니다.

최근 국내 연구진이 수행한 흥미로운 연구가 있습니다. 하루에 적어도 6시간씩 4주간 마스크 착용을 지속하게 되면 피부 장벽 손상뿐만 아니라 피부의 주름이 늘어나고, 모공이 커지고, 피부 탄력이 감소하는 것을 연구를 통해 확인했습니다.[28]

마스크 착용 시에 주름이 늘어나는 주요 원인으로는 마스크로 인해서 지속적으로 마찰이 생기고, 피부 온도가 올라가서 건조해지는 것을 들 수 있습니다. 모공이 커지는 원인으로는 마스크 착용 부위의 피부 온도가 올라감으로써 피지 분비가 많아지는 것을 들 수 있습니다.

화장품을 최소한으로 사용하고, 제품 안에 포함된 성분의 개수가 적은 화장품을 사용하는 것이 좋습니다. 또한, 물로 잘 지워지는 화장품을 사용하고 너무 유분이 많은 제품은 피하는 것이 좋습니다. 화장을 한 후 바로 마스크를 착용하기보다는 시간을 두고 착용하는 것이 좋습니다.

좋은 피부는 말랑말랑하고 부드럽습니다. 안에 무엇이 들었는지 투명하게 비칩니다. 좋은 그릇은 광이 나고 흠 하나 없이 매끈합니다. 고려청자와 같은 신비한 푸른 빛이 돌며 색이 고릅니다. 어떤 그릇은 울퉁불퉁하고 거칩니다. 색도 빨갛다가 푸르렀다가 얼룩덜룩합니다. 당신은 어떤 그릇을 갖고 싶나요?

피부는 물을 담는 그릇입니다. 그릇 안에 담긴 물이 깨끗하다면 저절로 광이 납니다. 반대로 그릇 안에 담긴 물이 더럽고 고여 있다면 그릇은 썩습니다. 우리 몸을 물입니다. 물을 잘 마시고 있다면 피부는 저절로 좋아집니다. 반대로 물을 마시지 않거나 물이 아닌 커피나 술을 즐긴다면 피부는 우리에게 말합니다. "저에게 깨끗한 물을 주세요."

겨울이 되면 피부는 건조하다고 비명을 지릅니다. 피부에 수분은 생명과 같습니다. 건조함을 달래기 위해 화장품을 바릅니다. 그래도 건조함은 쉽게 가시지 않습니다. 물을 마셔야 합니다. 아무리 좋은 화장품을 발라도 몸 안에 수분이 없다면 피부는 거칠고 쪼그라듭니다.

물을 자주 마십니다. 물방울 하나하나가 피부 세포에 스며듭니다. 목말라 쭈글쭈글해졌던 피부가 물을 마십니다.

피부는 국경의 최전선에서 근무하고 있는 병사와 같습니다.

국경이 무너지면 수도도 위험합니다.

모든 나라가 국경에 최정예 부대를 배치하고 훈련을 게을리하지 않는 이유는 국경이 그만큼 중요하기 때문입니다. 피부가 무너지면 안에 있는 소중한 것들이 위험합니다.

"온전한 정신은 피부에 따스함이 닿는 기쁨, 살 아래 뼈들이 자유로이 움직여 똑바로 설 수 있는 기쁨을 느끼는 것에 달려 있다."

- 도리스 레싱(Doris Lessing)

피부에 따스함이 닿는 기쁨을 떠올립니다. 따스한 햇볕 아래 푸른 언덕 위를 걷고 있는 행복을 피부로 느낍니다. 푸른 언덕 위 잔디가 건강하게 자라려면 충분한 햇볕과 물이 필요합니다.

피부에 물을 주세요. 당신이 마시는 물을 피부가 느낄 수 있게 해주세요. 피부가 환하게 빛날 것입니다.

# 다섯 번째 :
# 소화 기능이 좋아진다

물에 중독되면 소화 기능이 좋아집니다. 물을 자주 마시기 전에 저는 소화 기능의 문제로 많은 불편을 겪었습니다. 음식을 먹고 나서 속이 더부룩하고 기분이 좋지 않았습니다. 소화가 잘 안되는 문제는 저의 감정과 마음 상태에까지 영향을 줍니다. 음식에 대한 두려움을 갖게 했습니다. 밀가루 음식이나 튀긴 음식을 너무 먹고 싶지만, 소화가 잘 안될까 봐 걱정이 앞섭니다.

그런데 이상하게도 물을 자주 마시게 된 이후로 소화 기능의 문제가 없어졌습니다. 마치 원래 아무 문제가 없었던 것처럼, 매일 규칙적으로 변을 보고 있습니다. 전에는 변이 너무 딱딱하거나 너무 묽어서 문제였지만 이제는 그런 문제도 씻은 듯 없어졌습니다. 과연 물 덕분일까요?

장은 뇌 다음으로 신경세포가 많은 기관입니다.[29] 소장과 대장에 존재하는 신경세포는 약 1억 개나 됩니다. 약 150억 개에 달하는 뇌의 신경세포에 비하면 적은 개수지만 뇌를 제외한 장기 중에서는 가장 많습니다.

소화관은 다양한 기능을 담당합니다. 소장과 대장은 분절운동과 연동운동으로 음식물을 소화, 흡수, 배설합니다. 또한 변의[30]를 일으키고 음식물의 내용을 분석하며 음식물의 분해, 소화에 필요한 효소(체내의 화학 변화를 촉진하는 물질)를 분비합니다. 몸에 꼭 필요한 일들입니다.

이 모든 일은 장내 신경세포의 단독 작용으로 이루어집니다. 일반적인 근육 등은 뇌의 지령을 받아 움직이지만 장의 신경세포는 뇌와 척수(척추 속에 있는 중추 신경의 일부)의 명령 없이 스스로 움직일 수 있습니다. 장은 장관에 직접 명령을 내릴 수 있으므로 '제2의 뇌'라고 불립니다.

이런 사실을 처음 발견한 사람은 19세기 영국의 연구자 윌리엄 베일리스(William Bayliss)와 어니스트 스탈링(Ernest H. Starling)입니다. 이들은 개의 장에 자극을 주어 장내의 압력을 일정하게 높이면 장 근육이 움직이며 장의 내용물이 항상 같은 방향으로 운반된다는 사실을 알아냈습니다. 그리고 이 반응을 '장관(腸管)의 법칙'이라고 명명했습니다.[31]

그 후 미국 컬럼비아 대학의 의학부 교수인 마이클 거손(Michael Gershon)

박사가 "장에는 근육을 자기 의지대로 움직일 수 있는 신경세포가 존재한다!"라는 것을 증명했고 장에 '제2의 뇌'라는 명칭을 붙였습니다.

장과 뇌는 긴밀하게 연관되어 있습니다. 뇌가 스트레스를 받으면 변비나 설사와 같이 장에 이상이 생깁니다. 몸과 마음이 편안하고 안정이 되면 장의 기능과 연동운동이 활발해지고 배변이 촉진됩니다.

장에 이상이 생기면 몸의 이상을 초래합니다. 변비나 설사 등 소화 기능에 문제가 있는 사람은 표정이 무척 어둡고 말수도 적습니다. 정신과에서 우울증 약을 처방받았다는 사람도 있고 섭식장애를 같이 겪는 사람도 많습니다.

이토록 중요한 장 건강을 지키기 위해서 무엇을 해야 할까요?

TV 속 유산균 광고가 떠오릅니다. 맞춤형 유산균이라는 이름으로 '뷰티', '슬림', '그린', '골드'라는 이름을 붙여 갈수록 종류가 늘어납니다. 광고 속 문구들은 '체지방 감소', '유산균 증식 및 유해균 억제', '배변 활동 원활'을 강조하며 소비자들을 유혹합니다. 꼭 이런 약을 돈 주고 먹어야만 하는 걸까요?

유산균 약에 의존하는 것은 좋은 방법이 아닙니다. 비싼 돈을 들이지 않고도 자연스럽게 소화 기능을 좋게 만들 수 있습니다. 바로 물 마시기입니다.

《진화하는 물》, 《물의 과학》을 쓴 제럴드 폴락(Gerald H. Pollack) 박사는 워싱턴대학에서 생명공학을 가르치는 저명한 교수이자 벤처 과학 연구소의 책임자입니다. 그는 근육과 근육의 수축에 관해 연구하며 물에 관심을 두게 되었습니다. 그는 널리 알려진 이론에 반기를 들었습니다. 근육이 기능하는 데는 물 분자가 대단한 역할을 하고 있다는 것입니다.

폴락 박사는 근육에 관한 연구를 멈추고 물을 파고들었습니다. 그리고 많은 사람이 불편해할 사실을 찾아냈습니다. 바로 물이 세 가지 상태로 존재하는 것이 아니라 네 가지 상태로 존재한다는 것입니다. 모두 물이 고체, 액체, 기체 세 가지 상태로 존재한다고 배우고 가르칩니다. 그러나 폴락 박사는 물에는 고체와 기체 사이의 상태, 생물학적으로 중요한 네 번째 상태가 있음을 발견했습니다.

물의 네 번째 상태는 꿀처럼 점성이 상당히 높습니다. 이 상태를 물의 배타 구역(Exclusing Zone, EZ)이라고 부릅니다. EZ 물은 세포 내 미토콘드리아 기능을 돕습니다.[32] 우리의 혈액 속에 EZ 물이 많이 함유되어 있을수록 세포가 더욱 활발하게 기능합니다. EZ 물은 소화 기능을 활성화합니다. 쉽게 말해 물에 중독되면 소화 기능이 좋아집니다.

"장내 미생물의 균형은 신진대사, 피부, 소화, 체중 등 생리작용을 관장하는 데 큰 역할을 한다. 지난 몇 년간, 연구진은 장내 박테리아가 심리 조절에도? 영향을 미친다는 것을 발견했다. 장-뇌 연결축을 통해 두 기관이 지속해 소통하고, 실제로 몇몇 장내 박테리아는 신경전달물질을 분비해 두뇌 활동에 직접적인 영향을 미치기도 한다."

- 데이브 아스프리(Dave Asprey), 《최강의 인생》, 219쪽

소화 기능은 비단 우리가 먹고 싸는 것에만 관련된 것이 아니라 우리의 기분과 상태를 조절하는 핵심 열쇠입니다. 장내 유익한 미생물을 활성화할 수 있는 물을 섭취하여 소화 기능을 좋은 상태로 유지하는 방법을 탐구해야 합니다.

적외선, 햇빛, 진동이 네 번째 상태의 물을 더욱 많이 생성합니다. 적외선은 가시광선보다 파장이 긴 전자기파입니다. 태양이 방출하는 빛을 프리즘으로 분산시켜 보았을 때 적색 선의 끝보다 더 바깥쪽에 있는 전자기파를 적외선이라고 합니다. 가시광선이나 자외선에 비해 강한 열작용을 가지고 있는 것이 특징이며, 이 때문에 열선(熱線)이라고도 합니다. 태양이나 발열체로부터 공간으로 전달되는 복사열은 주로 적외선에 의한 것입니다.

빨간색 빛이 흘러나오는 선풍기같이 생긴 물건이 떠오릅니다. 어머니는 빨간빛 선풍기에 등을 대고 거실에 앉아 있었습니다. 그때는 무슨 물건인지 몰랐는데 지금 보니 그 빨간빛 램프는 적외선 조사기였습니다. 어머니는 등이 따뜻해진다며 저에게 등을 대어 보라고 했습니다. 따끈한 기운이 느껴졌습니다. 적외선은 어머니의 굳은 어깨와 등 근육을 풀어주었습니다.

네 번째 상태의 물의 상태를 촉진하는 '적외선', '햇빛', '진동' 세 가지 조건을 모두 한 번에 충족시키는 간편하고 놀라운 방법이 있습니다. 바로 걷기입니다.

*"걷기는 가장 훌륭한 약이다."*

*- 히포크라테스*

《병의 90%는 걷기만 해도 낫는다》의 저자 나가오 가즈히로(Kazuhiro Nagao)는 대부분의 병이 걷지 않아서 발생한다고 합니다. 일본 나가오 클리닉 원장이자 동네 의사인 그는 걷기를 생활화하면 더는 의사를 찾지 않게 된다고 확신합니다.

역류성 식도염, 기능성 위장 장애, 과민 대장 증후군. 모두 위와 장의 기능이 약해져 발생하는 질환들입니다. 이 질환의 공통점은 식도, 위, 장 등의 내시경 검사 결과 아무 문제가 없는데도 이상 증상이 계속된다는 점입니다.

위와 장의 기능을 조절하는 신체 기관은 바로 자율신경입니다. "지금 속이 안 좋으신 건 자율신경 기능이 저하되었기 때문입니다."하고 환자에게 설명하면 "그럼 자율신경 기능이 좋아지는 약을 주세요."라는 말이 돌아옵니다. 필요한 처방은 약이 아니라 걷기입니다.

자율신경 기능을 개선하는데 걷기보다 좋은 방법은 없습니다. 걸으면 배가 고파지고 장운동이 시작되기 때문입니다. 식사만으로, 약만으로는 소화 기능의 문제를 해결하는데 한계가 있습니다. 걷기가 답입니다. 잘 걸으면 약이 필요 없어집니다. 걸으면 장이 움직입니다. 지극히 단순하고 간단한 진리입니다.


햇빛 속에서 걷기, 즉 산책하기는 앞서 말한 세 가지 조건(적외선, 햇빛, 진동)을 모두 충족합니다. 산책하면 생의 욕구가 밀려옵니다. 아프던 허리도 낫습니다. 스트레스가 없어집니다. 축축하고 울적하던 마음이 쨍한 햇볕에 보송하게 말려져 날아갈 것 같이 가벼워집니다.

걷기에도 왕도가 있습니다. 자신이 서서 걷는 모습을 본 적이 있나요? 자기 자신은 아무 이상이 없다고 느끼지만, 똑바로 서지 못하거나 이상하게 걷는 사람이 생각보다 많습니다. 가만히 서 있는 모습을 카메라로 한번 촬영해 보면 어떨까요? 자신이 걸어가는 모습을 찍어달라고 부탁해 보면 어떨까요?

몸에 불필요한 부담을 주지 않고 올바르게 서려면 다음과 같이 하면 됩니다. 턱을 가볍게 당기고 어깨가 굽지 않도록 가슴을 앞으로 조금 내밉니다. 등과 허리를 앞으로 구부리거나 뒤로 젖히지 말고 곧게 폅니다. 배를 앞으로 내밀지 않습니다. 마지막으로 좌우 다리에 균등하게 체중이 실리도록 똑바로 섭니다.

물과 걷기. 당신이 물에 중독되면 좋은 다섯 번째 이유는 소화 기능이 좋아지기 때문입니다.

오늘 한번 물을 마시고 걸어보세요. 묵었던 체증이 싹 내려가듯, 나오지 않던 새로운 생각이 당신을 아름답게 만들어 줄 것입니다. 당신은 이미 아름답지만 물과 걷기로 당신은 더 아름다워질 수 있습니다.

# 5장

# 물에 중독되어
# 성공한 사람들

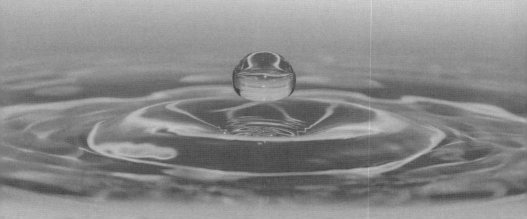

# 가수 태진아
## "하루 2끼만 먹고 물을 많이 마신다."

*당신은 나의 동반자*

*영원한 나의 동반자*

*내 생에 최고의 선물*

*당신과 만남이었어 [33]*

가수 태진아 씨는 주변 사람들에게 '물 전도사'로 불립니다. 매일 생수 500ml짜리 20병을 마십니다. 서예를 하는 동안 생수 4병을 마십니다. 아침 꽃꽂이 후 연달아 2병을 마십니다. 샐러드를 먹을 때도 물과 함께 합니다. 운동 후에도 생수 1병을 너끈히 마십니다. 매일 물 10ℓ를 마십니다.

자신이 오랫동안 가수 생활을 할 수 있었던 비결을 '물'이라는 한 글자로 이야기합니다. 모든 활동을 시작하기 전에 물을 마십니다. 물은 그에게 하나의 의식과도 같습니다. 노래를 부르기 전 물을 마시며 '실수 없게 잘해보자' 합니다. 요리하기 전 물을 마시며 '냉장고에 어떤 재료가 있을까?' 합니다. 운동하기 전에 물을 마시며 '오늘은 무슨 운동을 해 볼까?' 합니다. 사실 그의 인생은 순탄치만은 않았습니다.

어린 시절 너무나 가난해 물로 배를 채웠습니다. 명절 때 고기 한 번 제대로 먹어보지 못했습니다. 그러다 초등학교를 졸업한 해에 무작정 서울로 상경해 중식당 배달 일을 합니다. 너무나 배고픈 나머지 배달통에 있던 군만두를 먹었다가 사장에게 크게 혼납니다.

이렇게 고된 삶을 살던 그가 성공할 수 있었던 비결은 무엇일까요?

2021년에 그는 데뷔 50주년을 맞았습니다. 꾸준히 신곡을 발표하고 멋진 무대를 만드는 진정한 트로트계의 대부. 철저한 자기관리. 지치지 않는 에너지와 흥으로 평생 무대 위에서 노래하겠다는 꿈을 이룬 트로트계의 신사 태진아. 그의 이야기를 아래에 옮겨 보았습니다.

## 2021년 7월 5일 데뷔 50주년 라디오 인터뷰

(SBS 파워 FM 최화정의 파워타임)

- 최화정 : 요즘 보통 어떤 이야기 많이 들으세요?

- 태진아 : 요즘요~ 나이가 자꾸, 세월이 흐르는데, 나이는 어디로 갔느냐?

- 최화정 : (고개를 끄덕이며 맞장구)

- 태진아 : 나이가 얼굴에 나타나지를 않는다.

- 최화정 : 그러니까요~

- 태진아 : 그런 이야기를 많이 들어요.

- 최화정 : 맞아요~ 그냥 인사말이 아니라~ 너무 활력이 넘치시고 얼굴이 반짝
  반짝해요. 그야말로 옹달샘에서 세수하고 온 것 같은. 건강한 맑음이
  있네요~

- 태진아 : 어제저녁에 여기 온다고 팩 한 번 했어요,

- 최화정 : 태진아 하면 트로트계의 황제, 신사. 그다음이 패션이거든요. 오늘
  민트 의상 너무 멋져요. 이런 정장이 되게 많으신 것 같아요.

- 태진아 : 저는 처음에는 화려한 색깔의 옷을 많이 안 입었어요. 어느 날부터인
  가, 1989년에 '옥경이'가 히트 났는데 그때는 화려한 색깔의 옷을 별
  로 안 입었어요. 그런데 그다음 '거울도 안 보는 여자'하고, '미안 미
  안해', '노란 손수건' 하면서부터 색이 화려해지기 시작했어요. 저에
  게 잘 어울리는 거예요. 흔히 무지개색이라고 하는데, 그런 색의 옷
  이 잘 어울렸고 그러다 보니 지금은 저의 상징이 되었네요. 제가 가
  수로 50년까지 할 수 있었다는 건 첫 번째, 팬 여러분의 사랑. 두 번
  째는 건강. 세 번째는 가족들의 응원과 지지입니다.

그는 노란색, 민트색 등 밝은 원색 계열의 화려한 옷을 입습니다. 데뷔
50주년을 기념하여 노란색 앨범을 냈습니다. 옛날 LP판 같은 크기의 앨범
을 열면 USB와 CD가 들어있습니다. 최화정은 그의 감각이 세련되고 앞서

간다고 연신 감탄합니다.

주제곡 제목은 50주년에 너무 어울리는 '공수래공수거'입니다. '제목을 무엇으로 할까?' 고민하던 때였는데 평소에 존경하고 사랑했던 고 삼성 이건희 회장님이 돌아가셨다는 소식을 접했습니다. 그 순간 공수래공수거라는 단어가 딱 떠올랐습니다. 펜을 들고 막 가사를 썼습니다. 너무 마음이 아파 울면서 썼습니다. 아들 이루가 그 모습을 보고 "아빠 왜 울면서 편지를 쓰세요?" 묻습니다. 아들 이루가 작곡해주었습니다.


*공수래공수거 너나 나나 빈손인걸, 공수래공수거 살다 보면 알게 되지!*
*올 때도 빈손으로 왔다가 갈 때도 빈손으로 가는 거지*
*봄이면 벚꽃들이 바람에 한 잎 두 잎 떨어지듯이*
*사랑도 부질없다 돈과 명예 부질없다*
*누구나 가는 인생 놓고 가면 편안한걸*
*공수래공수거 공수래공수거*
*공수래공수거 너나 나나 빈손인걸 공수래공수거 살다 보면 알게 되지!*
*올 때도 빈손으로 왔다가 갈 때도 빈손으로 가는 거지*
*인생은 아침 안개 같은 걸 구름처럼 흘러가는걸*
*사랑도 부질없다 돈과 명예 부질없다*
*누구나 가는 인생 놓고 가면 편안한걸*
*공수래공수거 공수래공수거*[34]

- 최화정 : 태진아 씨는 정말 복이 많으신 것 같아요. 데뷔 50주년인데 계속 사
  랑받고 건강하시고.
- 태진아 : 저는 넘쳐날 정도로 많은 복을 받고 있어요. 너무 감사해요. 항상 감
  사해요.
- 최화정 : 건강을 위해서 특히 하시는 것 있어요?
- 태진아 : 저는 물 많이 마시고요. 소식하고. 하루에 2끼 정도.

그의 건강 비결 첫 번째는 물입니다. 그는 물을 사랑합니다. 그의 곡 '동
반자'의 가사처럼 물은 그의 영원한 동반자이자 생에 최고의 선물입니다.
물 한 잔이 그에게는 쉼이 되고, 땀이 되고, 돈이 되고, 사랑이 됩니다. 많
은 사람의 사랑을 받으며 가수로 생활할 수 있었던 것은 물 덕분입니다.

젊은 열정으로 사는 비결로 그가 말하는 것은 바로 '적게 먹는 것'과 '운
동'입니다. "어떤 것을 먹는 것이 좋을까요?"라는 질문에 대한 현명한 답은
바로 '적게 먹는 것'입니다. 몸에 좋다는 것을 많이 먹는 것보다 조금씩 먹
는 것이 훨씬 건강에 좋습니다. 건강하게 장수하는 사람들의 특징이 '소식'
입니다.

《소식, 가난한 밥상의 기적》을 쓴 강선영 작가는 소식이야말로 실천하고
싶고 내 가족에게 권할 만한 가장 필요하고 보편적이며 양심적인 건강 제
안이라고 말합니다.

*"소식은 지금까지 나온 장수의 비결 가운데 가장 으뜸이고, 과학적 근거를*

가장 잘 갖추고 있습니다. 우리가 소식을 하게 되면 머리부터 발끝까지 나쁜 곳이 하나도 없습니다. 비만이라든가 당뇨, 고혈압, 동맥경화를 예방할 수 있다고 알려져 있으며, 아울러 우리 몸의 면역력을 증가시키는 것도 소식의 효과 가운데 하나입니다. 또한 신진대사 과정에서 나오는 활성산소가 우리 몸의 노화를 촉진하는데, 소식을 하게 되면 이 활성산소의 양도 줄일 수 있으므로 궁극적으로 볼 때 장수의 비결이라고 할 수 있습니다."

"소식은 무조건 적게 먹는 것이 아닙니다. 무조건 채소만 먹는 것도 아니고, 자기한테 필요한 양만큼만 먹는 거예요. 자기한테 맞게 하는 건데, 첫째로 배고프지 않으면 안 먹는 것입니다. 때가 돼도 배가 고프지 않으면 먹지 말고 참아야 합니다. 그리고 밥을 먹은 지 다섯 시간이 안 됐는데 또 배가 고프다면 그것은 진짜 배고픈 게 아니라 그냥 헛헛증입니다. 그리고 이후에 배가 고프면 밥을 먹어야 하는데, 30분은 꼭 기다려줘야 합니다. 저장된 지방이 분해될 시간을 줘야 하니까요. 그리고 30분이 지나면 배가 조금 덜 고픈데, 바로 그때 밥을 먹어야 합니다. 그것이 소식입니다."

- 김상만 교수(차의과학대 강남 차병원 가정의학과)


소식은 다이어트와 다릅니다. 다이어트의 목적이 체중 감량이라면 소식의 목적은 건강입니다. 다이어트가 일정 기간만 한다면 소식은 평생 하는 것입니다. 다이어트가 무조건 적게 먹는 것이라면 소식은 필요한 열량과 영양을 섭취하는 것입니다. 다이어트가 뚱뚱한 사람이 하는 것이라면 소식은 누구나 하는 것입니다.

"소식을 하고 싶은데 배가 고픈 것을 참을 수가 없어요."

소식을 못하는 사람들에게 공통점이 있습니다. 먹는 것을 좋아하고, 음식을 남기지 못하며, 한꺼번에 빨리 먹는 것입니다. 배고픔을 참는 것은 특히 고통스럽습니다.

여기서 기억해야 할 점은 배고픔이 우리의 건강이나 생명을 해치지 않는다는 것입니다. 배고픔은 영원히 지속되지 않습니다. 배고픔은 사흘이 고비입니다. 2~3일 정도가 지나면 견디기 어려운 배고픔이 사라집니다.

소식의 구체적인 실천 요령은 다음과 같습니다.[35]

1. 그릇 크기를 줄여라 : 자기가 먹는 그릇의 크기를 줄여야 합니다.
2. 천천히 먹어라 : 위에서 음식물이 차고 포만감이 뇌에 전달되기까지는 시간이 필요합니다. 그 시간이 적어도 15분에서 20분 사이입니다. 그런데 밥을 5분 만에 다 먹어버리면 밥을 다 먹었는데도 배고픔을 느끼고 과식하게 됩니다. 천천히 먹어야 소식할 수 있습니다.
3. 식사일지를 작성하라(무엇을 먹었는지 사진 찍기) : 자기가 먹는 식사량을 적어 보면 깜짝 놀랄 수 있습니다. 스스로 얼마 안 먹었다고 생각할지 몰라도 실제로 일지를 작성해보면 칸이 모자랍니다. 일지를 작성하기가 어렵다면 사진으로라도 기록을 남깁니다.

저는 천천히 먹기가 어렵습니다. 음식을 먹다 보면 누가 쫓아오는 것도 아닌데 빨리 허겁지겁 먹게 됩니다. 소식을 할 때는 반드시 오래 씹어야 합니다. 오래 씹어서 포만감을 느껴야 합니다.

스님이 점심 공양하는 모습을 지켜보았습니다. 반 공기가량의 밥과 근대를 넣은 된장국, 두부, 김치, 김, 나물 반찬으로 구성된 소박하고 담백한 식단입니다. 인상적인 것은 식사하는 방법입니다.

먼저 밥 한 숟가락을 김에 싸서 입에 넣은 다음 씹기 시작하는데 쉽게 삼키지 않습니다. 한 입의 음식을 삼키기까지 씹는 횟수로는 백 번 이상, 시간으로는 거의 1분 가까이 걸립니다. 음식을 오래 씹으면 고유의 맛을 음미할 수 있고 소화가 잘될 뿐 아니라 많이 먹지 않아도 저절로 배가 부르다고 합니다.


*"언제 삼키느냐 하면 죽처럼 되었을 때 삼키는 겁니다. 조금이라도 입자가 크면 안 삼켜요. 오래 씹어야 합니다. 오래 씹어야 적게 먹는 것은 당연한 현상입니다. 나처럼 오래 씹어 먹으면 밥을 반 그릇만 먹어도 배가 불러서 못 먹어요. 먹을 수 없는 거예요. 오래 씹는 것은 포만감 때문에 적게 먹는 방법이죠."*

*-변경삼(96세, 소식주의자)*


한 번밖에 없는 소중한 삶. 되도록 젊게 늙고 싶습니다. 빈손으로 와서 빈손으로 가는 삶이기에 더욱더 소중합니다. 물과 소식. 물을 가까이하고 음식은 적게 먹습니다. 이 두 가지 원칙으로 우리는 젊게 늙을 수 있을 것입니다.

# 배우 황신혜
# "아침에 일어나 꼭 물을 마셔요."

1980년대를 대표하는 배우 황신혜는 '컴퓨터 미인'이라는 별명으로 시대를 풍미한 미녀입니다. 그녀는 1963년생으로 현재 적지 않은 나이임에도 불구하고 여전한 아름다움으로 사람들을 놀라게 합니다.

그녀는 자기관리에 철저합니다. 밤샘 촬영 후 녹초가 된 황신혜를 "다음 촬영까지 몇 시간이 비니 잠시라도 눈을 붙이라"라며 매니저가 집으로 데려다 주었습니다. 잠시 후 다음 촬영이 취소되었다는 연락이 와서 매니저가 "푹 쉬어도 된다"라고 전하러 갔더니 이미 피트니스 클럽으로 운동하러 가 있었다고 합니다.

딸을 임신했던 시기를 제외하면 한 번도 운동을 쉰 적이 없으며, 임신 기간에 15kg가량 늘었던 체중도 출산 이후 100일도 안 돼 감량했습니다. 그런 그녀가 자기관리의 첫째로 꼽는 일이 바로 물 마시기입니다.

그녀는 아침에 물 마시기로 하루를 시작합니다. 잠자는 동안 빠져나간 수분을 채워줍니다. 일어나자마자 물 250㎖에서 300㎖ 정도를 마십니다. 아침은 최대한 간단하게 먹는다고 합니다. 운동 전 아미노산 물을 챙깁니다. 아미노산은 근육의 피로를 빨리 풀어주는 효능이 있다고 합니다.

나이가 들수록 근력운동이 필수라고 강조합니다. 일주일에 4회씩 PT를 받으며 운동합니다. 상·하체를 번갈아 가며 운동합니다. 일주일에 4~5회씩 40분 걷기 운동으로 유산소 운동도 합니다.

저녁 약속은 최대한 피하고 집에서 간단한 샐러드를 만들어 먹습니다. 그녀의 저녁 식단에는 채소가 많습니다. 채소에는 수분이 풍부합니다. 그녀는 모든 일상을 물과 함께합니다.


'레몬 물 마시기'라는 특별한 그녀의 건강 비법을 소개합니다. 레몬 물은 '레몬을 담근 물'입니다. 단순하게 레몬을 깨끗이 씻고 잘라서 물에 담갔다고 생각하면 됩니다.

1. 레몬 5~6개를 준비합니다.

2. 수세미로 껍질을 깨끗이 닦습니다.

3. 식초를 희석한 물에 10분에서 15분 정도 담가줍니다.

4. 식초 물에 베이킹소다를 섞어줍니다.

5. 레몬을 건져 내고 베이킹소다로 문질러 줍니다. (레몬 껍질에 좋은 성분이

많다고 합니다. 껍질째 물에 담글 예정이기 때문에 더 꼼꼼히 씻어줍니다.)

6. 여기에 식초를 다시 부어줍니다.

7. 마지막으로 **깨끗이 헹구어 줍니다.** (여기까지가 레몬을 깨끗이 씻는 과정입니다)

8. 레몬을 6등분으로 자릅니다. 자른 레몬을 지퍼백에 보관합니다. 냉동 보관해도 됩니다.

9. 뜨거운 물과 찬물을 반씩 섞고 레몬 3~4개를 넣어줍니다.


## 레몬 물의 효능

1. 변비를 없애줍니다.

2. 공복에 마시면 입안에 세균을 죽여서 구취 제거와 치아 미백에 좋습니다.

3. 포만감을 높여주어 다이어트에 좋습니다.

4. 비타민C가 풍부하여 면역력을 높여줍니다.

5. 피부가 환해지고 노화 방지가 됩니다.

6. 소화가 잘된다. 피로감을 덜어줍니다. 다이어트에 도움이 됩니다.


그녀는 보온병에 따뜻한 레몬 물을 담습니다. 매일 가지고 다니면서 틈날 때마다 마십니다. "꼭 만들어서 마셔보세요." 친구들과 지인들에게 추천합니다.

레몬 물과 함께 그녀가 매일 하는 것은 바로 운동입니다. 운동은 우리에게 어떤 영향을 주는 것일까요? 이미 고대 로마인들은 "건강한 육체에 건강한 정신이 깃든다 (mens sana in corpore sano)"고 말한 바 있습니다.

《유쾌한 운동의 뇌과학》의 저자 마누엘라 마케도니아(Manuela Macedonia)는 몸매가 아니라 뇌를 위해 달립니다. 그녀는 신경과학 연구소에서 일하고 있다가 충격적인 일을 경험합니다.

흥미로운 논문 한 편을 발견해 감사한 마음으로 메모도 하면서 자료를 읽었습니다. 그런데 몇 페이지를 읽고 나자 어쩐지 어디에선가 읽은 것 같은 느낌이 들었고, 순간 갑자기 의심이 몰려오면서 책상 위에 쌓인 종이 뭉치를 뒤적거립니다. 아니나 다를까, 똑같은 자료가 있습니다. 벌써 반년 전에 내려받아서 읽은 논문이었습니다. 여백에 메모해 놓은 것도 같았고, 형광펜으로 표시해 둔 곳도 똑같습니다. '어떻게 이걸 까맣게 잊고 있었을까?' 그녀는 충격에 휩싸입니다.

그녀는 친구에게 이 이야기를 했습니다. 그녀의 친구는 기억을 담당하는 해마 연구를 하는 연구원이었습니다. 친구는 긴말하지 않고 단호하게 말했습니다.

"그게 뭐가 이상해? 몇 개월 전부터 매일 저녁 연구실에 틀어박혀 지냈는데 오죽하겠어? 그것도 하루에 열 시간, 열두 시간씩 말이야. 네 해마는 지금 찰랑찰랑 넘치는 물동이 같은 상태일 거야."

그날 그녀는 삶에서 가장 중요한 결정을 한 가지 내립니다. 뇌를 되살리기 위한 일. 여름 내내 하루도 빠지지 않고 매일 자전거로 30킬로미터를 달렸습니다. 가을이 되자 기억력은 말끔하게 되돌아왔고, 잠도 잘 잤습니다. 그 뒤로는 운동을 하지 않은 날이 거의 없었습니다. 그때부터 '운동과 뇌'라는 주제에 몰입했습니다.

인간의 해마는 기억에 관해 핵심 중추의 역할을 합니다. 단기기억과 장기기억, 장소 기억, 신경 생성의 기능이 바로 그것입니다. '새로운 뉴런의 탄생'이 인정된 것은 최근의 일입니다. 그전에는 많은 사람이 태아기에 뇌가 형성되고 뉴런의 수는 출생과 함께 영원히 결정된다고 믿고 있었습니다. 새 천 년의 전환기에 이르러서야 훈련이 뇌 구조를 강화한다는 사실을 인정했습니다.[36]

이렇게 놀라운 능력을 지닌 뇌 속의 해마. 하지만 해마도 시간을 비껴갈 수는 없습니다. 인간의 해마는 20세부터 매년 1~2퍼센트씩 쪼그라듭니다. 우리 몸의 모든 부위가 그러하듯이, 우리의 뇌도 시간이 흐름에 따라 늙어갑니다. 25세 무렵에는 해마의 수축이 느껴지지 않습니다. 30세 때도 마찬가지입니다. 하지만 40세가 되면 최소 20퍼센트의 뇌 구조를 잃고, 해가 거듭될수록 새로운 것을 기억하기가 점점 어려워집니다.

쪼그라드는 해마에게 활력을 주려면 어떻게 해야 할까요? 해마를 젊게 유지해주는 놀라운 약이 있습니다. 바로 지구력을 키우는 유산소 운동입니다. 지구력이란 "육체적으로나 정신적으로 일찍 지치지 않고 최대한 빨리 몸과 정신이 회복될 수 있을 만큼 일정한 강도로 오래 버틸 수 있는 운동 능력"입니다.

달리기는 몸에 좋습니다. 달리기에도 여러 방법이 있지만 제일 중요한 것은 '무리하지 않게' 하는 것입니다. 저자는 매일 12킬로미터를 달립니다. 새벽 6시나 저녁 7시에 운동을 끝마칩니다. 어떤 코스로 달렸을까요? 지루하게 트랙만 도는 것보다 풍경이 계속 바뀌는 코스를 뛰고 싶습니다. 거리는 한 시간 반에서 두 시간 정도로 너무 적지도 많지도 않습니다. 그게 맞았습니다. 중요한 건 완전히 지친 상태로 엉금엉금 기어서 집으로 돌아오지 않아야 한다는 것입니다.

운동 능력은 자신도 모르게 나날이 좋아집니다. 지치는 속도는 느려졌고, 달리는 속도는 빨라졌습니다. 일부러 그런 것이 아닌데도 자연스럽게 점점 더 빨리 달립니다. 잠도 잘 자고 근육 속에 탄수화물도 충분한 상태에서 코스를 한 시간 안에 주파합니다. 바로 내 몸에 충분한 산소를 공급하는 순수 유산소 운동입니다.

핵심은 적당한 운동입니다. 즉 각자의 상태에 맞게 운동 강도나 목표를 다르게 설정해야 합니다. 저자에게는 당시 10킬로미터가 적당했지만, 운동선수에게는 이보다 훨씬 더 높은 강도의 운동이 적당합니다. 지금껏 달리기를 거의 안 해 본 사람에게는 맑은 공기를 마시며 2킬로미터 정도 산책하는 것이 알맞을 수 있습니다. 원칙은 좋은 영향과 편안한 느낌입니다.

무리한 운동은 모두 괴롭고 힘듭니다. 그러면 운동을 지속해서 하지 않게 되고, 심지어 평생 운동을 싫어하게 될 수도 있습니다. 이는 결코 바라는 바가 아닙니다. 명확한 것은 적당한 유산소 운동이 우리의 해마를 건강하게 해준다는 것입니다.

운동은 나이가 어린 학생들에게도 좋습니다. 규칙적인 운동은 아이들의 뇌에 어떤 작용을 할까요? 2010년 로라 채도크(Laura Chaddock)는 자기공명영상으로 만 9세와 10세 사이의 운동을 많이 하는 아이들과 운동을 별로 하지 않는 아이들을 대상으로 뇌 속의 일부 구조를 조사했습니다.[37]

운동을 많이 하는 아이들은 그렇지 않은 아이들보다 해마가 한층 더 큰 것으로 드러났습니다. 기억력 테스트도 했습니다. 그 결과 해마의 부피와 기억력 사이에 상관관계가 있음이 드러났습니다. 결론은 이렇습니다. 운동은 아이들의 해마를 키우고, 그로 인해 해마의 능력 또한 좋아집니다.

우리 뇌에 좋은 영향을 주는 운동은 두 가지입니다. 강도 높은 운동, 뭔가 배울 내용이 있는 것과 연계한 운동입니다. 즉, 편안한 범위에서 벗어나서 운동해야 우리 뇌 속에 새로운 혈관이 생깁니다. 4층에 사는 사람이 매일 엘리베이터 대신 계단을 이용하고, 잠깐 찬거리를 사러 슈퍼마켓까지 400미터 거리를 걸어가는 것만으로는 충분하지 않습니다. 자신의 한계를 뛰어넘는 운동, 숨을 헐떡이며 하는 운동이 뇌를 발전시킵니다.

어떤 종류의 운동을 해야 할까요? 요즘 인기 있는 인터벌 트레이닝(지구력과 속력을 키우기 위해 빠르게 움직이는 구간과 천천히 움직이는 구간을 정하여 되풀이하는 훈련 방법)이나 장거리 달리기 같은 운동 방법은 어떨까요? 핀란드 이위베스퀼레 대학(University of Jyväskylä)의 연구팀이 이 문제에 집중했습니다.[38]

세 가지 실험으로 이루어진 연구에서 이런 질문을 던집니다. 유산소 달리기, 무산소 인터벌 트레이닝, 무산소 장거리 달리기는 신경 생성에 각각 어떤 영향을 끼칠까요? 88마리의 쥐를 대상으로 실험했는데, 운동이 쥐의 뇌에 좋은 것은 확실했습니다. 쳇바퀴를 타든, 쥐를 위해 특수 제작된 쥐 전용 트레드밀 위에서 달리든 유산소 운동은 신경 생성을 유발했습니다.

하지만 다른 연구들과는 대조적으로 핀란드 과학자들은 인터벌 트레이닝이나 장거리 달리기 같은 무산소 운동에서는 긍정적인 효과를 찾지 못했습니다. 이러한 실험 결과가 우리에게 구체적으로 뜻하는 바는 무엇일까요? 우리가 뇌를 위해서 걷거나 뛴다면 시합하듯이 무리하게 속도를 높일 필요가 없다는 것입니다. 우리는 단지 뇌가 건강을 유지하는 데 좋은 일을 하고 싶어질 뿐입니다.


나이가 들면 뇌가 치매성 뇌로 바뀐다고 생각하는 사람이 많습니다. 물론 나이가 들면 대다수는 정신적 능력이 떨어집니다. 하지만 그러한 사실을 모든 노인이 치매를 앓는 것으로 바로 연결하면 안 됩니다. 여전히 탁월한 기능을 하는 '늙은' 뇌도 있습니다.

여든이 훌쩍 넘은 나이에 콘퍼런스에 참여하려고 세계 각지로 여행을 떠나고, 여전히 제자들의 멘토이자 조언자로서, 심지어 공저자로서 정력적으로 활동하는 사람들이 있습니다. 현대 경영학의 창시자로 불리는 피터 드러커는 95세에 별세할 때까지 평생 책을 쓰고 기업에 컨설팅하는 일을 했습니다. 그는 40여 권의 저서 가운데 절반 이상을 65세 이후에 썼는데 돌아가시기 전 10년 동안, 85세부터 95세까지에만 10권을 썼다고 합니다.

노화에 따라 인지적 통제력이 떨어진 사람도 운동으로 인지 기능의 전환 능력을 개선할 수 있습니다.[39] 크레이머(A. F. Kramer) 연구팀은 60세에서 75세 사이 연령대의 피험자 124명에게 운동을 시킵니다. 절반은 반년 동안 유산소 걷기 운동을 했고, 나머지 절반은 스트레칭과 근력을 키우는 운동을 했습니다. 그리고 반년이 지난 후 인지 기능을 측정한 결과, 모든 참가자가 운동 전보다 나은 결과를 보입니다. 특히 유산소 걷기 운동을 한 집단이 훨씬 더 나아졌습니다. 즉, 자연스러운 유산소 걷기 운동이 인지적 통제력 개선에 도움이 된다는 것입니다.

모든 것은 연결되어 있습니다. '운동과 뇌', '물 마시기와 운동', '뇌와 물' 서로가 서로에게 꼭 필요한 좋은 영향으로 얽혀 있습니다. 운동화를 신고 달리고 싶습니다. 불어오는 바람이 뺨을 스치고, 다리는 분주하게 움직입니다. 이 모든 것이 기적과도 같은 선물입니다. 오늘도 신나게 뛸 수 있어 감사합니다.

## 배우 이승연
## "항상 보온병에 더운물을 갖고 다니면서
## 마셔요."

    배우 이승연은 1968년생으로 50대 나이에도 여전한 미모를 가지고 있습니다. 과거 드라마 〈첫사랑〉, 〈모래시계〉, 〈신데렐라〉 등 굵직한 작품에 연이어 출연하면서 '국민 첫사랑'으로 자리매김했습니다.

    남다른 패션 감각으로 걸치는 아이템마다 유행시키며 '90년대의 아이콘'으로 거듭납니다. 특히 드라마 〈신데렐라〉에서 머리띠처럼 손수건을 두른 그녀의 패션이 크게 유행했습니다. 이에 그녀는 "사실 자꾸 내려오는 앞머리가 귀찮아서 대충 손수건으로 묶었다"라고 말했습니다.

    그녀는 데뷔 전 항공 승무원이었습니다. 다니던 미용실 원장님의 권유로 미스코리아 대회에 나갔습니다. 1992년 36회 미스코리아 선발대회에서 '미'에 당선됩니다. 이후 본격적으로 방송 활동을 하면서 새로운 기회를 맞습니다.

화려한 연예인으로 인기의 최절정을 누리며 정상에 올랐지만, 후에 그녀는 정상에서 내려옵니다. 2019년 5월 그녀는 갑상샘 저하증(갑상샘저하증) 진단을 받았습니다. 치료를 통해 건강을 많이 회복했지만, 이 과정에서 불어난 체중이 빠지지 않았습니다.

피곤함과 무기력감이 그녀를 짓눌렀습니다. 체중이 급격하게 증가했습니다. 많은 이들이 그녀를 걱정했습니다. 한때 누구보다 날씬하고 아름다웠던 그녀를 기억하는 사람은 갑자기 살찌고 어두운 모습에 놀랐습니다.

갑상샘 저하증의 특징은 비정상적인 체중 증가입니다. 갑상샘은 체내 대사 속도를 조절하는 '갑상샘 호르몬'을 분비하는 역할을 합니다. 갑상샘 기능이 떨어지면 호르몬이 부족해지고, 에너지 대사 과정에 문제가 생겨 여러 증상이 나타납니다.

극심한 피로에 시달리고 무기력해져 매사에 의욕이 없어집니다. 추위를 심하게 타고 피부도 푸석해지며 탈모가 일어나기도 합니다. 이와 함께 반드시 나타나는 증상이 몸이 붓고 살이 찌는 것입니다. 입맛이 없어 잘 먹지 못하는데도 살이 찌고 몸이 퉁퉁 부어 있으니, 이것만으로도 스트레스를 받습니다.

특히 이 병은 여성에게 많이 나타납니다. 그중에서도 가임기 여성과 폐경기 여성에게 유독 많습니다. 완치가 쉽지 않은 질환으로도 유명합니다.

치료한다 해도 쉽게 재발해 사후 관리가 매우 중요합니다. 치료에는 주로 약물을 이용하는데 기간만 해도 1년 반~2년이 걸립니다.

치료 후에도 늘어난 체중은 다시 회복되지 않습니다. 다이어트를 한다 해도 짧은 기간에 무리하게 하면 안 됩니다. 약을 통해 호르몬 균형을 맞춰 놓은 것이 강도 높은 다이어트로 다시 균형이 깨질 수 있기 때문입니다.

이때 필요한 것이 바로 물과 운동입니다. 그녀가 보온병에 따뜻한 물을 담아 두고 즐겨 마셨던 것이 바로 병을 낫게 하는 데 큰 역할을 했습니다. 따뜻한 물은 밝은 에너지를 담고 있습니다. 그 에너지는 체온을 자연스럽게 높이고 병으로부터 해방될 수 있게 도왔습니다.

물은 비만을 치료하는 데 중요한 역할을 합니다. 그렇다면 비만은 무엇이며 왜 치료해야 하는 것일까요?

비만을 측정할 때 체질량 지수(Body-Mass Index), 즉 BMI를 이야기합니다. 몸무게와 키의 비율을 근거로 지방의 양을 측정하는 지수입니다. 이것은 미적인 이유가 아니라 건강상의 이유로 몸무게를 빼야 하는 사람들을 찾아내는 데 이용되고 있습니다. 체질량 지수는 몸무게(kg)를 키(m)의 제곱으로 나눈 값으로, BMI가 25 이하면 정상, 25에서 30 사이면 과체중, 30이 넘으면 비만, 즉 병적인 과체중으로 분류합니다.

비만은 뇌에 치명적인 손해를 끼칩니다. 독일 라이프치히의 막스 플랑크 연구소는 비만이 뇌에 끼치는 영향을 전문으로 연구했습니다. 결과는 충격적이었습니다. 체질량 지수가 30을 넘는 비만인 젊은이들에게서 해마뿐 아니라 운동을 담당하는 소뇌에서도 뉴런이 사라진 것을 확인한 것입니다.[40] 그렇다면 비만은 분명 기억력 감퇴와 운동 조절 능력의 저하로 이어질 수밖에 없습니다.

연구진은 비만이 뇌 속 백색질[41]도 감소시킨다는 사실을 밝혀냈습니다.[42] 체질량 지수 평균 29.5의 젊은 여성(평균 나이 25세 6개월) 23명을 자기공명영상으로 해부학적 뇌 스캔을 했습니다. 그 결과 남성 비교 집단과 대조했을 때 여성들의 뇌에서 그 연령대에 비해 여러 지점에서 백색질이 몹시 '얇아진' 것을 발견했습니다. 간단히 말해 비만 여성들의 뇌가 보통 사람들보다 빨리 쇠퇴하는 것을 보여줍니다.


비만에서 벗어나기 위해 무엇을 해야 할까요? "항상 보온병에 더운물을 갖고 다니면서 마셨다." 배우 이승연이 한 말입니다. 그녀는 물 덕분에 살을 뺄 수 있었습니다. 9kg 이상 감량해 날씬한 몸과 건강을 되찾았습니다.

운동은 인지 기능을 촉진하고, 학업성취도를 높이는 데 도움이 됩니다. 운동으로 분비가 촉진되는 단백질인 신경 성장 인자가 있습니다. 영어로는 'Brain Derived Neurotrophic Factor'라고 쓰는데, 뇌에서 유래한 신경세포에 영양을 공급하는 물질입니다. 실제로 이 단백질은 특수 뉴런의 소포체에서 생산됩니다.

BDNF는 성장과 세포의 세분화를 강화하고[43], 시냅스 형성[44]과 수상돌기가지의 증가[45]도 촉진합니다. 그런데 이것으로 끝이 아닙니다. 세포에 자극을 주는 신경 전달 물질인 글루탐산의 작용을 강화하고, 그럼으로써 뉴런 간의 소통을 지원하기도 합니다. 특히 BDNF는 세포의 활동성을 둔화시키는 감마아미노낙산의 작용을 약화합니다.[46] 즉, 뇌 시스템에 BDNF가 충분하면 세포는 강해지고, 세포 사이의 소통은 최상으로 이루어집니다.

청소년기에는 어디로 튈지 모르는 질풍노도의 시기를 겪습니다. 숙제할 때면 화가 폭발합니다. 수학 문제가 바로 풀리지 않으면 책과 공책을 벽에다 내동댕이치는 일도 자주 일어납니다. 청소년기의 이런 이해 못 할 행동은 바로 BDNF 시스템의 문제로 일어납니다. 관련 연구들에 따르면 충동적인 행동을 자주 보이는 '격한 사춘기'의 아이들에게는 BDNF의 수치가 낮게 나타납니다.[47]

운동은 뇌에서 BDNF를 충분히 생산하도록 도와줍니다. BDNF의 부족으로 생기는 우울증, 알츠하이머병, 식이장애(폭식증, 거식증)는 모두 우리가 두려워하는 질병들입니다. 물론 유전적 소인으로 질병이 생긴다고 생각할 수 있습니다. 하지만 모든 질병이 그렇듯이 유전적 소인이 발현되느냐 발현되지 않느냐는 우리의 생활방식에 달려 있습니다.

규칙적인 운동과 충분한 물 마시기는 행복을 가져다줍니다. 산책하든, 조깅하든, 자전거를 타든, 수영하든 모든 것의 한 걸음 한 걸음은 우리 뇌를 위한 선행이 됩니다. 스트레스나 슬픈 감정을 느끼면 그 즉시 우리의 근육에 기회를 주어야 합니다. 여기서 기회는 물과 운동입니다.

운동을 하면 우울증이 없어집니다. 일본 와카야마 의과대학 연구팀[48]은 우울증을 앓고는 있으나 증상이 심하지 않은 젊은 여성 49명을 대상으로 실험을 진행했습니다. 연구팀은 피험자들을 두 집단으로 나눕니다. 한 집단에는 매주 다섯 번씩 50분간 유산소 운동을 시켰고, 다른 집단에는 같은 기간 동안 운동을 하지 않고 일상적인 생활만 하도록 했습니다.

유산소 운동을 한 집단은 그렇지 않은 집단보다 우울증 증상이 눈에 띄게 호전되었습니다. 게다가 소변에서 코르티솔과 아드레날린(스트레스 호르몬)의 수치도 줄어들었습니다. 그뿐만 아니라 폐 기능이 개선되고 맥박까지 정상으로 돌아왔습니다. 적당한 속도로 50분 동안 달리는 운동을 마흔 번 정도 했을 뿐인데 이 같은 놀라운 효과들이 한꺼번에 나타난 것입니다.


*수신제가(修身齊家) 치국평천하(治國平天下)*

*"몸이 닦인 후에 집안이 바르게 된다. 집안이 바르게 된 후에 나라가 다스려진다. 나라가 다스려진 후에 천하가 태평해진다. 그러므로 천자로부터 일개 서민에 이르기까지 모두 몸을 닦는 것을 근본으로 삼는 것이다."*

*-대학(大學) 8조목*


따뜻한 물 한 잔 마시는 습관이 몸을 바꾸고, 마음을 바꾸고, 인생을 바꾸고 나아가 세상을 바꿉니다. 이제 집에 있던 낡은 운동화를 신고 텀블러를 꺼내 들고 집 밖으로 나갈 차례입니다.

# 배우 소이현
# "미지근한 물을 매일 2ℓ 이상씩 마셨다."

배우 소이현은 출산 이후 무려 27kg이나 넘게 살이 쪄 남편 인교진보다 몸무게가 더 많이 나갔다고 합니다. 출산하면 살이 다 빠지는 줄 알았는데 아이를 낳고도 그대로였습니다. 거울 속의 자신의 모습이 너무 이상해 눈물이 났습니다. 산후우울증에 빠졌습니다.

그녀는 살을 빼야겠다고 결심했습니다. 가장 큰 역할을 한 것은 따뜻한 물과 미역국이었습니다.

밥을 거의 먹지 않고 미역국만 먹었습니다. 아울러 아침과 저녁으로 따뜻한 물을 2ℓ씩 마셨습니다. 따뜻한 물을 마시게 되면 순환이 잘 되어 노폐물과 부기가 잘 빠진다고 들었던 말이 생각나서 이를 행동으로 옮긴 것입니다. 출산 직후라 무리한 운동을 할 수 없어 가벼운 운동을 하며 몸을 움직였습니다.

어떻게 아이 두 명을 출산하고 27kg이나 뺄 수 있었을까요? 그녀의 다이어트 비법을 찾아봤습니다. 어떻게 아이를 낳기 전보다 더 아름다운 몸을 유지할 수 있는지 말입니다.

그녀는 면을 좋아합니다. 떡볶이, 국수와 같은 밀가루 음식을 좋아합니다. 먹고 싶은 것을 먹으면서 꾸준히 다이어트를 하고 있습니다.

"네가 모르는 너의 생활 습관이 좋아"

거의 20년 정도 알고 지낸 스타일리스트 언니가 그녀에게 말합니다.

"맞아. 나도 그렇게 생각해!" 옆에 있던 그녀의 남편이 말합니다.

남편인 배우 인교진은 그녀의 습관을 따라 했습니다. 정말 살이 빠지고 몸이 건강해졌습니다. 얼마 전에 건강검진을 했는데 피 속 염증 수치도 줄어들고, 모든 수치가 좋아졌습니다. 그의 건강 비법은 '아내 따라 하기'입니다.


"다이어트는 일상생활이에요. 삶의 일부분 같다고 생각하면 돼요." 그녀는 말합니다. 대부분의 보통 사람이 '앗 배고파 죽을 것 같아.'라고 생각하기 전에 먹습니다. 배가 고프지 않은데 먹습니다. 배가 불러도 다들 먹는 분위기라서 먹는 경우도 많습니다.

그녀의 첫 번째 습관은 '배고플 때만 먹어라.'입니다. 정글 속의 사자처럼 배가 고프지 않으면 밥을 먹지 않습니다. 아침밥, 점심밥, 저녁밥 삼시

세끼를 먹어야 한다고 생각하지 않습니다. 그 끼니를 놓치면 안 된다고 주입식으로 들었는데 그녀는 '나는 아직 배가 안 고픈데?'라고 합니다.

"그러면 폭식할 수 있지 않아요?"라는 의문이 듭니다.

"나는 자주 먹으면 위를 늘리는 느낌이야." 그녀의 대답은 놀랍습니다. 폭식은 늘어난 위를 더 늘리는 것이라고 합니다. 위가 점점 줄어들게 만들려면 배고플 때 조금씩 배가 찰 만큼만 먹어야 합니다.

17시간 공복을 하고 나면 많이 못 먹습니다. 자고 일어나서 5시간 뒤에 밥을 먹으면 절대 많이 못 먹습니다. 그녀는 공복의 시간을 길게 유지합니다.

집에서 과자나 빵 같은 간식을 먹는 것을 거의 못 봤다고 남편을 말합니다. "나는 밥만 먹지 군것질은 하지 않아." 밥으로 배를 채울 뿐 그 외의 간식은 먹지 않습니다.

"그럴 거면 밥을 더 먹어." 그녀가 주변 언니들이나 친구들에게 말합니다. 식사 시간에 밥 반 공기 남기고 카페 가서 빵이랑 커피랑 먹는 것이 이해가 안 간다고 합니다. 배불리 밥을 먹고 아무 생각 없게 만들라고 합니다.

살짝 배고프면 삶은 달걀, 아몬드, 블루베리 같은 것을 씻어 놓고 먹습니다. 단것을 먹고 싶을 때는 제대로 된 초콜릿을 씹어 먹습니다.

두 번째 습관은 '따뜻한 물 마시기'입니다. 찬물은 절대 마시지 않습니다. 냉수, 얼음이 든 음료를 단 한 번도 먹어본 적이 없습니다.

"아아 안 마셔요?" 여자들이 좋아하는 '아이스 아메리카노' 질문입니다. 그녀는 아아 대신 따뜻한 차에 얼음 2~3개만 넣어 마십니다. 체온과 비슷하거나 조금 더 따뜻한 정도입니다. 이 습관을 그녀는 참 중요하게 생각합니다.

따뜻한 물 마시기가 몸에 좋다고 해서 시작한 것은 아닙니다. 나중에 몸에 좋다는 것을 알게 되었습니다. 특히 공복에 따뜻한 물 마시기를 좋아합니다. 그녀는 자고 일어나 공복에 따뜻한 물과 유산균을 함께 먹는 습관이 있습니다.

세 번째 습관은 '반신욕'입니다. 반신욕은 특히 여자들에게 너무 좋다고 합니다. 물을 배꼽까지만 차도록 받아 놓습니다.

땀이 약간 송골송골 맺힐 정도까지만 합니다. 그리고 나와서 찬물은 금지입니다. '아우 더워~'하고서 찬물을 마시면 안 됩니다. 그녀의 반신욕 절대 법칙은 '얼음 no', '맥주 no'입니다.

따뜻한 물 마시기와 따뜻한 물에 몸 담그기. 그녀는 물 덕분에 날씬한 몸과 눈부신 아름다움을 가지고 있습니다.

따뜻한 물을 마시는 것이 왜 좋을까요? 그리고 따뜻한 물은 어떤 좋은 영향을 주는 것일까요? 《따뜻한 물 6잔의 기적 : 단순하지만, 결정적인 초간단 건강법》을 지은 외과 전문의 조옥구 작가님은 따뜻한 물 마시기 효과를 7가지로 정리했습니다.

## 1. 살이 빠진다.

살은 지방입니다. 지방은 곧 기름입니다. 설거지할 때 기름이 잔뜩 묻은 그릇을 차가운 물로 씻으면 미끌미끌하기만 하고 잘 안 닦입니다. 따뜻한 물로 씻어야 합니다. 몸을 따뜻하게 해주면 피하 지방층은 당연히 얇아지면서 살이 빠지게 됩니다.

## 2. 코 막힘 또는 기침에 좋다.

감기는 건조하고 냉한 조건에서 잘 걸립니다. 건조하고 냉한 조건의 반대로 하면 감기 예방은 물론 감기 증상을 호전시키는 데도 도움이 됩니다. 따뜻한 물은 말 그대로 따뜻하니까 냉한 것과 반대이고 물은 적정 습도를 유지하게 해줍니다.

## 3. 생리통이 줄어든다.

생리통의 주원인 중 하나가 수분 부족입니다. 생리 중에는 뇌에서 수분이 많이 필요하다고 감지해 이를 위해 다른 기관의 수분을 생리 기관으로 끌어당기기 때문에 아랫배에 울혈과 통증이 생기지만 신체의 다른 부분은 수분 부족 현상이 생깁니다. 따뜻한 물의 온기는 근육의 긴장을 해소하고 혈액순환을 촉진해 근육에 더 많은 혈액이 공급돼서 생리통이 완화됩니다.

## 4. 여드름과 뾰루지를 줄여준다.

여드름이 잘 생기는 피부를 검지로 문질러보면 기름기가 많다는 것을 알 수 있습니다. 지성 피부입니다. 따뜻한 물을 열심히 마시면 여드름이 해결됩니다. 피부의 기름기를 따뜻한 물이 맑고 깨끗하게 만들어 줍니다.

## 5. 소화 기능을 향상한다.

소화에 핵심적인 역할을 하는 소화 효소. 효소는 신체 온도가 38~40도일 때 최대 활성 상태가 됩니다. 마시는 물이 따뜻해 효소의 활성 온도에 근접할 때 효소가 잘 활성화되는 환경이 조성됩니다. 예부터 소화가 잘 안 될 때 미음이나 숭늉을 마시는 관습이 있습니다. 숭늉은 따뜻한 물의 대표적인 예로 소화 기능을 향상합니다.

## 6. 변비가 사라진다.

배가 아플 때 복부에 따뜻한 온찜질을 해줍니다. 장운동이 정상으로 돌아오도록 도와주기 위해서입니다. 찬물을 마시면 장운동이 약해집니다. 따뜻한 물을 마셨을 때는 장운동이 원활해지고 삼투압 현상에 의해 장내의 물 분자가 체내로 흡수가 잘 됩니다. 배는 따뜻한 환경일수록 기능을 잘합니다.

## 7. 비듬이 줄어든다.

겨울에는 왜 비듬이 심해질까요? 두피도 피부입니다. 춥고 건조한 날씨와 실내외 온습도차, 지나친 난방으로 수분을 빼앗기고 유·수분 균형을 잃기 때문입니다. 건조한 상태가 되면 비듬이 더 심해집니다. 따뜻한 물로 수분 공급을 하여 피부가 건조해지는 것을 예방하면 그만큼 비듬도 줄어듭니다.

따뜻한 물은 암, 고혈압, 당뇨, 고지혈증과 어떤 관련이 있을까요? 암, 고혈압, 당뇨, 고지혈증의 공통점이 있습니다. 바로 따뜻한 물로 치료 가능하다는 것입니다. 먼저 암세포는 저체온 환경을 좋아합니다.

암 발생이론 중에 독일의 화학자 오토 와버그(Otto Warburg)에 의해 증명된 이론은 저산소(저체온은 저산소 환경이라는 말과 같은 의미) 이론입니다. 오토 와버그는 이 결과로 1931년 노벨의학상을 수상했습니다.

암 치료 방법에 하이펙(HIPEC) 요법이 있습니다. 복강 내 고온 열 항암화학요법으로 고온의 용액에 항암제를 녹여서 분무기로 90분간 골고루 살포하는 방법입니다. 암 치료에서 열을 이용하듯이 따뜻한 열은 면역력을 상승시키고, 항암 효과를 높여줍니다.

따뜻한 물은 고혈압에 좋습니다. 수분을 보충하지 않으면 우리 몸은 수분 부족 상태에 이르게 되고 연속 반응으로 혈압이 상승합니다. 바꿔 말하면 혈압이 높은 경우 혹시 수분 부족 상태인지 의심해 보아야 합니다. 따뜻한 물을 꾸준히 마시면 혈압은 내려갑니다.

당뇨는 따뜻한 물로 치료할 수 있습니다. 당뇨는 소화와 관련된 질환입니다. 당뇨 환자들의 습관을 보면 찬 것과 간식을 좋아합니다. 당뇨는 먹거리 병입니다. 먹는 습관을 조절하면 치료할 수 있습니다. 따뜻한 물은 혈관 내 당수치를 떨어뜨려 줍니다.

고지혈증은 핏속에 기름기가 많다는 것을 의미합니다. 기름기가 잔뜩 묻은 그릇은 따뜻한 물로 닦아야 하듯이, 고지혈증 환자는 따뜻한 물을 마셔야 합니다. 《따뜻한 물 6잔의 기적》 저자 조옥구는 2009년 12월 건강검진에서 총콜레스테롤 수치가 240 정도였습니다. 그리고 계속 뜨거운 물을 마신 지 1년 6개월이 지난 2010년 12월 건강검진 결과 총콜레스테롤 수치가 140대로 내려갔습니다. 아무 약도 쓰지 않고 뜨거운 물 하루 6잔을 마신 결과입니다.

배우 소이현이 따뜻한 물과 함께 매일 실천한 것은 반신욕입니다. 반신욕은 몸에 어떤 영향을 줄까요? 반신욕을 어떤 방법으로 해야 좋을까요? 《하루 석 잔 따뜻한 물 건강법》의 저자이자 일본 의학박사 전문의인 하스무라 마코토(蓮村誠)는 반신욕의 4대 원칙을 이야기합니다. '이른 시간에', '미지근하게', '얕게', '짧게' 입니다.

'이른 시간에'는 목욕탕에 들어가는 시간대를 말합니다. 반신욕은 밤보다는 아침에서 저녁 시간 사이의 시간대에 하는 것이 좋습니다. 또한, 따뜻한 물의 온도는 40도 미만으로 하고 욕조의 물 높이는 배꼽 정도까지, 20

분 미만으로 하는 것이 이상적입니다.

잠자기 바로 전에 반신욕을 하면 몸에서 불의 기질의 균형이 깨져 오히려 잠이 오지 않거나, 자다가 깨거나, 가려움증이 생길 수 있습니다. 반대로 저는 원래 몸이 찬 편이라 자기 바로 전에 반신욕을 즐깁니다. 저처럼 손발이 찬 사람은 자기 전에 반신욕을 추천합니다.

물의 온도가 40도 이상이 되면 몸은 스트레스를 받게 되며, 자율신경에 이상이 오면서 심장에 부담을 주게 됩니다. 또한, 20분 이상 욕조에 들어가 있으면 몸이 지칩니다. 40도 이상의 뜨거운 물에 들어가면 뇌는 위험을 감지해 엔도르핀이라고 하는 일종의 뇌 마약을 분비합니다. 그래서 '기분 좋은' 쾌감이 들기도 하지만, 한편으로는 몸이 보내는 위험신호로 받아들여야 합니다.

욕조에 들어가 어깨까지 몸을 푹 담그고 땀이 날 때까지 앉아 있고 싶은 사람도 있을 것입니다. 욕조에 들어가 천천히 몸을 따뜻하게 만들고 싶다면 정오부터 저녁 6~7시 사이에 어깨 아래쪽까지만 물에 담그기를 권합니다. 밤에는 샤워만으로 충분합니다.

일본의 니가타 대학 대학원 의치과학총합연구과 교수 아보 도루(安保徹)가 쓴 《잠, 호르메시스, 반신욕이 암을 이긴다》에서 누구나 할 수 있는 쉬운 목욕법을 찾았습니다. 저자는 목욕을 적절하게 활용하면 생활 속에서 손쉽게 체온을 올리고 면역력을 높일 수 있다고 말합니다.

아침에 잠이 완전히 깨지 않아 찌뿌드드하거나 개운하지 않을 때는 뜨거운 목욕이 좋습니다. 전투태세의 활동 양식에 들어갈 때는 뜨거운 목욕이

교감신경을 자극해 정신을 번쩍 뜨이게 합니다. 반대로 면역력을 높이려면 미지근한 물에 서서히 들어갑니다.

샤워와 목욕 중에 어느 것이 더 몸에 좋을까요? 샤워를 즐기는 사람과 목욕을 즐기는 사람의 백혈구 분획 검사를 했습니다. 그 결과, 샤워를 즐기는 사람보다 목욕을 즐기는 사람의 체온이 올라가고, 림프구와 과립구의 균형이 좋다는 것이 알려졌습니다.[49]

욕조에 들어가는 것은 부교감신경을 위로 올라가게 해 면역력을 높이는 장수의 비결입니다. 그렇다고 목욕하는 시간이 짧은 사람이나 목욕에 익숙하지 않은 사람이 갑자기 제대로 목욕하기는 어렵습니다. 가능한 한 서두르지 말고 느긋하게 하는 것이 가장 좋습니다.

반신욕을 할 때 명치(가슴뼈 아래 한가운데의 오목하게 들어간 곳) 아랫부분까지만 물에 담그는 것은 상반신에 비해 상대적으로 체온이 낮은 하체를 따뜻하게 해 냉기를 제거하기 위한 것입니다.

반신욕을 할 때 잊지 말아야 할 것은 손 처리법입니다. 흔히 손을 물속에 담그는 것이 좋다고 생각하는데 이는 잘못된 방법입니다. 상반신은 물론이고 손이 물속에 들어가면 안 됩니다. 손이 물속에 들어가면 심장이 쉽게 더워집니다. 발 또는 발목은 아직 차가운데 심장부터 더워지니 숨이 가빠지고 냉기는 그대로 몸에 남습니다. 따라서 손은 욕조 위에 올려 두어야 합니다.

반신욕의 적당한 시간은 사람마다 다릅니다. 대체로 반신욕은 20분을 기준으로 최대 40분 정도가 적당합니다. 반신욕을 언제 하는가는 시간의 구애를 받지 않고 자신이 하고 싶었을 때 하면 됩니다. 시간이 없다고 안하는 것보다 짧게라도 반신욕을 하는 것이 좋습니다. 반신욕으로 제대로 된 효과를 보려면 꾸준히 성실하게 하는 자세가 필요합니다.

몸이 무거운 임산부에게 반신욕은 특히 좋습니다. 평소보다 운동량이 줄어들고 식사량은 늘어난 상태이기 때문에 반신욕으로 건강을 조절해야 합니다. 반신욕으로 아랫배를 따뜻하게 하고 하체의 혈액순환을 도와주면 태아와 임산부 모두에게 도움이 됩니다.

식전이나 식후에는 반신욕을 자제하는 것이 좋습니다. 40℃ 정도로 따뜻하게 데워진 목욕탕에 들어가면 피의 흐름이 빨라지고, 피 대부분이 피부나 발끝과 같은 말초혈관 쪽으로 흘러 위장이나 장으로 가는 몫이 줄어듭니다. 배가 심하게 고플 때도 내장 쪽은 피가 부족합니다. 이런 상태에서 목욕한 뒤 식사하면 소화가 잘되지 않는 것은 당연합니다. 따라서 식전이나 식후보다 밥을 먹은 후 3~4시간이 지난 뒤에 반신욕을 합니다.


샤워할 시간도 부족한 데, 반신욕을 즐기는 것은 사치라고 생각할 수 있습니다. 이 세상 무엇보다 소중한 내 몸을 위해 반신욕이라는 사치를 한 번 부려보는 것은 어떨까요? 오늘 저녁 따뜻한 물 한 잔 마시고 반신욕을 즐겨 보세요.

# 6장

# 심신에 유익하게
# 물 마시는 5가지 방법

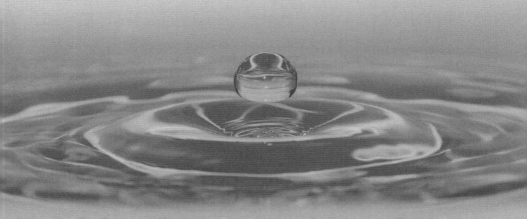

# 첫 번째 :
# 미지근한 생수를 마셔라

물의 온도는 미지근한 것이 좋습니다. 가장 뜨거운 것을 100이라고 하고 가장 차가운 것을 0이라고 할 때, 마시는 물의 온도는 60 정도가 좋습니다. 살짝 따뜻한 정도를 말합니다.

맛집은 물을 따뜻하게 데워줍니다. 음식뿐만 아니라 물에도 정성을 담는 것입니다. 음식이 맛있는 집은 따뜻하게 끓인 물을 주거나 보리차와 같이 한번 물을 끓여서 식수로 제공합니다. 물이 맛있습니다.

중국에서는 냉수를 선호하지 않으며 아무리 무더운 지역이라도 물을 끓여 먹습니다. 기름기 있는 음식을 먹고 나서 냉수를 마시면 소화가 잘 안되기 때문입니다. 중국에 차 문화가 발달한 이유가 바로 이것입니다.

찬물을 너무 많이 마시면 배탈이 나거나 두통이 생깁니다. 여름철에 덥다고 얼음물을 보온병에 담아서 오는 아이들이 많습니다. 수업 시간에 '오도독!'하고 얼음 씹는 소리가 들립니다. 얼음을 과자 먹듯이 깨물어 먹는 것입니다. 그렇게 한참 얼음을 먹다가 나중에 꼭 배가 아프다고 보건실에 갑니다.

미지근한 물이 좋다는 말은 중용(中庸)을 떠오르게 합니다. '지나치거나 모자라지 아니하고 한쪽으로 치우치지도 아니한, 떳떳하며 변함이 없는 상태나 정도.' 중용의 사전적 의미입니다. 중용은 물의 온도에도 적용할 수 있습니다.

미지근한 물을 마시는 것은 중용의 실천과 연계됩니다. 중용은 동서양의 철학에서 여러 번 반복됩니다. 서양의 플라톤(Platō)과 아리스토텔레스(Aristoteles)도 중용을 말합니다. 플라톤은 어디에서 그치는지를 알아 거기서 머무는 것을 인식하는 것이 최고의 지혜라고 했습니다. 아리스토텔레스는 마땅한 정도를 초과하거나 미달하는 것은 악덕이며, 그 중간을 찾는 것을 참다운 덕으로 파악했습니다. 불교의 중도(中道)도 비슷한 의미입니다.

미지근한 물은 심신에 유익합니다. 물의 온도를 조절하여 몸과 마음이 건강하게 만듭니다.

미지근한 물과 따뜻한 물을 추천합니다. 따뜻한 물에도 종류가 여럿입니다. 외과 전문의이자 건강법 연구가인 조옥구 작가는 《따뜻한 물 6잔의 기적》에서 추천하는 물로 맹물로는 백비탕(白沸湯)과 음양탕(陰陽湯), 그리고 숭늉, 옥수수차, 보리차를 꼽습니다.

백비탕은 한약 이름입니다. 새벽에 물을 끓여서 호호 불어가며 마시는 물을 말합니다. 꼭 새벽에 끓여야 합니다. 백비탕은 면역력을 향상해주는 것으로 알려져 있습니다.

음양탕은 처음에는 뜨거운 물 3분의 2만큼을, 다음으로 찬물 3분의 1을 받아서 섞은 물입니다. 반드시 뜨거운 물을 먼저 받아야 합니다. 수증기가 상승하듯 뜨거운 물이 상승하고, 차가운 물이 하강하며 서로 만나 충돌합니다. 태풍이 발생하는 것과 같은 원리로 에너지가 왕성한 물입니다.

숭늉은 우리가 잃어버린 소중한 음식 문화 중 하나입니다. 옛날에는 아궁이에 불을 피워 밥을 해서 반드시 누룽지가 만들어졌고 여기서 물을 부어서 숭늉을 마셨습니다. 아무리 더운 여름에도 식후에 마시는 물은 따뜻한 숭늉이었습니다. 옛 어른들은 한여름에도 숭늉을 마셨고 숭늉이 아닌 냉수를 가져다드리면 혼났습니다.

숭늉은 밥솥 바닥에 눌어붙은 누룽지에 물을 붓고 한소끔 끓여 만든 물입니다. 숭늉은 소화를 촉진하는 효과가 있습니다. 누룽지와 숭늉에는 단당류 중 특히 덱스트린 성분이 많은데 이에 따라 누룽지를 먹으면 소화가 매우 빨리 되는 것을 느낄 수 있습니다. 소화불량인 사람에게 안성맞춤입니다.

숭늉의 에탄올 추출물은 강한 항산화 작용을 하여 산성 체질을 알칼리성으로 중화시켜 줍니다. 쌀눈에 많이 함유된 성분인 가바(GABA)[50]는 신경을 안정시키고 지방분해를 촉진하여 다이어트에도 효과가 있습니다.

옥수수는 척박한 땅에서도 잘 자라고 적은 일손으로 많은 양의 작물을 수확할 수 있어 '순금의 열매'라 부르기도 합니다. 옥수수수염은 따로 모아 햇볕에 말려 보관하고, 옥수수 알맹이는 따내지 않은 채 통째로 통풍이 잘 되는 곳에 매달아 두고 말립니다. 옥수수는 소화 기능을 돕고 구미를 돋웁니다. 피로 해소의 효과와 소화 촉진, 신장병 치료 등에 이용합니다.

보리차는 한국의 전통 곡물차 중 하나로 식수처럼 마셔도 탈이 나지 않는 안전한 차입니다. 보리는 섬유소, 철분, 칼슘, 인, 비타민 B군이 풍부하게 들어 있어 건강에 매우 좋습니다.

차는 물을 따뜻하게 해서 마시는 것으로 깊은 역사가 담겨 있습니다. 중국의 차덕 중 유명한 것이 있습니다. 바로 우정량(禹貞亮)이 말한 차(茶)의 십덕(十德)입니다.

첫째, 차는 우울하거나 막힌 기운을 흩어지게 한다. (이다산울기, 以茶散
鬱氣)

둘째, 차는 졸음을 깨게 한다. (이다각수기, 以茶覺睡氣)

셋째, 차는 기력이 생기게 한다. (이다양생기, 以茶養生氣)

넷째, 차는 병을 없애 준다. (이다제병기, 以茶除病氣)

다섯째, 차는 예절에 이롭다. (이다리례, 以茶利禮)

여섯째, 차로써 경의를 표한다. (이다표경, 以茶表敬)

일곱째, 차는 맛으로 칭찬된다. (이다상미, 以茶賞味)

여덟째, 차로써 몸을 수양한다. (이다수신, 以茶修身)

아홉째, 차는 마음을 바르게 한다. (이다아심, 以茶雅心)

열째, 차로써 도를 행한다. (이다행도, 以茶行道)..


조선 후기의 대학자이자 문인인 정약용은 40세에 천주교 문제로 강진에
귀양 가 18년간 머물며 500여 권에 달하는 경이로운 저작을 남겼습니다.
그는 1808년 다산초당에 머문 이후 해마다 직접 차를 생산해서 한 해에 수
백 근의 차를 만들어 마시고 주변에 선물했습니다.

정약용은 1805년 만덕사 주지로 온 아암(兒庵) 혜장(惠藏, 1772~1811)과 만
나, 그에게 차를 청해 고질적인 체증을 다스립니다. 어렵게 구한 차가 금세
떨어지자, 1805년 겨울에 다시 한번 혜장에게 차를 청하는 글을 보내는데
그것이 바로 〈걸명소(乞茗疏)〉입니다. 장난스럽게 상소문 형식을 빌려 차를
구걸하는 사연입니다.

가만히 보건대

명산(名山)의 고액(膏液)은

서초괴[51]로 몰래 옮겨 오고,

고해(苦海)를 건너가는 나루는

단나(檀那)의 보시를 가장 무겁게 여긴다.

이에 몸에 지닌 병이 있는지라

애오라지 차를 청하는 정을 편다오.

나그네는

근래 다도(茶饕)가 된 데다

겸하여 약용에 충당하고 있다네.

글 가운데 묘한 깨달음은

육우의 《다경》 세 편과 온전히 통하니

병든 숫누에는

마침내 노동의 일곱 사발 차[52]를 마셔버렸다오.

비록 정기를 고갈시킨다는

기모경의 말을 잊지는 않았으나[53],

마침내 막힌 것을 뚫고 쌓인 기운을 없앤다고 한

이찬황[54]의 벽을 얻었다 하겠소.

이윽고

아침 해가 막 떠오르매

뜬구름은 맑은 하늘에 환히 빛나고,

낮잠에서 막 깨어나자

밝은 달빛은 푸른 냇가에 흩어진다.

잔 구슬 같은 찻가루를 날리는 눈발처럼 흩어,

산 화로에 자순의 향을 날리고,

활화로 새 샘물을 끓여,

야외의 자리에서 백토의 맛을 올린다.

꽃무늬 자기와 붉은 옥으로 만든 그릇은

번화함이 비록 노공[55]만 못해도,

돌솥의 푸른 연기는

담박함은 한자[56]와 거의 맞먹는다네.

해안 어안은

옛사람의 즐김이 한갓 깊거니,

용단 봉단은

내부에서 귀하게 나눠줌을 이미 다했다네.

애타게 바람을 마땅히 헤아려,

아낌없이 은혜를 베풀어주길 바라오.


정약용은 스스로 다도(茶饕)라 하였는데 차에 욕심이 많은 사람이란 뜻입니다. 한잠에서 깨어난 숫누에는 욕심 사납게 다시 뽕잎을 갉아 먹는데 여기서 다산 자신이 마치 갓 깨어난 숫누에처럼 뽕잎 찾듯 차를 원한다는 의미로 썼습니다.

다산은 차를 마시기에 알맞은 때로 "아침 해가 막 떠오르매, 뜬구름은 맑은 하늘에 환히 빛나고, 낮잠에서 갓 깨어나자, 밝은 달빛은 푸른 냇가에 흩어진다"라고 했습니다. 초의(草衣)가 《동다송》에 인용한 부분입니다.

〈걸명소〉는 차에 대한 정약용의 해박한 식견을 보여줄 뿐만 아니라, 한국 차 문화사에서 차 문화의 중흥을 알리는 신호탄이 된 뜻깊은 글입니다. 이를 기점으로 훗날 초의에게 이어지는 차 문화의 부흥이 시작되었습니다. 3년 뒤인 1808년 다산초당으로 거처를 옮기면서부터 정약용은 1년에 수백 근의 차를 직접 생산했습니다.

정약용은 분명 차에 중독된 자라고 스스로 칭했습니다. 아침에 일어나자마자 따뜻한 차 한 잔으로 하루를 시작합니다. 따뜻한 차는 곧 따뜻한 물입니다. 물에 중독된 저로서는 다산이 물에 중독되었다는 사실이 참으로 감격스럽습니다. 물 마시기는 이처럼 깊은 역사를 지녔습니다.

심신에 유익한 물 마시기 방법 첫 번째는 물의 온도입니다. 물의 온도를 따뜻하게 해주세요. 따뜻한 물은 당신의 몸과 마음에 온기를 전달합니다.

## 두 번째 :
## 매일 습관적으로 2ℓ 이상 마셔라

하루에 얼마만큼의 물을 마시는지 아시나요? 저는 매일 2ℓ 이상의 생수를 마십니다. 출근할 때 2ℓ짜리 생수 한 통을 들고 갑니다. 그리고 직장에서 일하는 동안 그 물을 다 마십니다.

물론 어떤 날에는 너무 바빠서 다 못 마실 때도 있습니다. 그런 날에는 퇴근하고 집에 갔을 때 물을 보충합니다. 중요한 것은 물을 마시는 습관입니다. 의식적으로 계속 물을 마셔야 한다고 떠올려야 합니다. 의식이 바뀌지 않으면 물을 자주 마실 수 없습니다.

하루 몇 잔의 물을 섭취하는 것이 좋을까요? 수분 배설량과 흡수량의 균형이 중요합니다. 하루 총수분 배설량은 성인 기준으로 약 2.5ℓ 입니다.

이것은 곧 흡수량도 2.5ℓ를 유지하는 것이 중요하다는 의미입니다.

*"작은 것에 정성을 다하면 세상을 바꿀 수 있다"*

영화 '역린' 속 명대사입니다. 영화 '역린'은 조선 시대 정조가 즉위하고 1년여 뒤인 1777년 7월 28일에 일어난 '정유역변(丁酉逆變)'을 다루고 있습니다. 중용 23장 구절을 인용한 배우 정재영의 대사가 백미입니다. 정재영이 맡은 상책 역은 왕의 서책을 관리하는 내관으로 학식이 뛰어나며 정조를 가장 가까이에서 모십니다.

*"작은 일도 무시하지 않고 최선을 다해야 한다.*

*작은 일에도 최선을 다하면 정성스럽게 된다.*

*정성스럽게 되면 겉에 배어 나오고*

*겉에 배어 나오면 겉으로 드러나고*

*겉으로 드러나면 이내 밝아지고*

*밝아지면 남을 감동하게 하고*

*남을 감동하게 하면 이내 변하게 되고*

*변하면 생육 된다.*

*그러니 오직 세상에서 지극히 정성을 다하는 사람만이*

*세상을 변하게 할 수 있는 것이다"*

영화에서 정조는 신하들에게 중용 23장을 외울 수 있는지 시험했습니다. 긴 침묵이 흐릅니다. 그리고 상책이 위 구절을 읊습니다. 강한 여운을 남깁니다.

세상을 바꿀 수 있는 '작은 일'은 '물 마시기'가 될 수 있습니다. 하찮게 여기는 작은 일에 정성을 다하면 나를 변하게 하고 세상을 바꿉니다. 매일 물에 정성을 들입니다. 하루에 어느 정도의 물을 마시는지 생각해보세요. 그리고 작은 한 걸음부터 시작해보세요. 시작이 반입니다.

# 세 번째 :
# 아침에 일어나자마자 마셔라

아침에 일어나자마자 무엇을 하시나요? 저는 아침에 일어나서 하는 일이 제일 중요한 일이라 생각합니다. 가장 먼저 세수하고 양치합니다. 머리를 감습니다. 화장하고 머리를 말립니다. 학교에 가는 아이는 예쁜 옷을 입고 거울 앞에서 자신의 모습을 몇 번이고 확인합니다. 시간이 한없이 부족합니다.

아침에는 다른 때보다 시간이 금방 갑니다. 아침에 물을 마신 기억이 있나요? 저는 물을 꼭 마셔야 합니다. 아침에 일어나자마자 공복에 따뜻한 물 한 잔을 마십니다. 아침에 일어나서 마시는 물은 보약입니다.

아침에 우리 몸은 물을 가장 필요로 합니다. 잠에서 깨어 있을 때는 쉬지

않고 활동하다가 잠에 빠지면 내분비기관을 정비하고 뇌를 청소하는 정비
작업을 합니다. 이 과정에서 약 500ml~1ℓ 정도의 수분이 손실됩니다. 일
어났을 때 수분이 부족하고 혈액이 끈적끈적한 상태입니다.

아침 공복에 따뜻한 물을 마시면 혈액의 양을 늘리고, 혈액을 묽게 만들
어 줍니다. 혈류량이 늘어나면 밤새 우리 몸이라는 공장을 정비하며 쌓였
던 노폐물을 더욱 원활하게 배출할 수 있습니다.

나이가 많은 사람은 항이뇨 호르몬 분비가 저하되어 자신도 모르게 '만
성 탈수' 상태인 경우가 많습니다. 밤새 자는 동안 오랜 시간 수분 공급이
안 되면서 탈수가 더욱 심해집니다. 아침에 일어나서 따뜻한 물을 천천히
마시면 탈수가 심해지는 것을 막을 수 있습니다. 혈액순환과 신진대사를
원활하게 하는 효과도 얻을 수 있습니다.

아침에 물 한 잔은 하루의 시작을 알리는 종소리입니다. 수면 시간 내내
비어있던 위장에 물을 마시면 마치 음식물이 들어온 것처럼 인식하여 결
장에 쌓인 대변 재료가 직장으로 이동하면서 배변 욕구가 일어나는 '위-대
장 반사운동'이 활발해져 변비에 도움이 됩니다.

장이 예민한 사람은 아침에 찬물을 먹지 않는 것이 좋습니다. 찬물을 벌
컥벌컥 들이키면 위장장애가 생겨 아침밥을 먹기 어렵거나 복통이 생길
수 있습니다. 미지근한 물을 한 모금씩 천천히 마시는 것이 중요합니다.

고혈압으로 뇌출혈이나 뇌동맥류가 있던 사람은 물을 천천히 마셔야 합

니다. 물을 빨리 마시면 뇌 혈류량이 급증하여 뇌혈관이 터질 위험이 생깁니다. 적어도 5분 이상의 시간을 두고 천천히 한 모금씩 마시는 것이 좋습니다.

아침에 물을 마시고 나서 저는 하루의 시작이 산뜻하고 경쾌해졌습니다. 저도 모르게 기분이 좋아집니다. 밖은 아직 어둡지만, 마음이 밝아집니다. 아침에 물 한 잔은 몸뿐만 아니라 마음까지도 좋게 만듭니다.

자고 일어나면 뇌는 그 어느 때보다 깨끗한 상태입니다. 기상 후 2~3시간을 '뇌의 최적 시간'이라고 합니다. 뇌가 가장 활발하게 움직이는 시간대이기 때문입니다. 그 시간대에 무엇을 하느냐로 하루 동안 할 수 있는 업무의 양과 질이 달라집니다.

일본의 정신과 의사인 가바사와 시온(樺澤 紫苑)이 쓴 책 《당신의 뇌는 최적화를 원한다》에는 아침에 분비되는 뇌의 호르몬인 '세로토닌'에 대해 이야기합니다. '세로토닌'이 분비되면 '오늘 하루도 잘해보자!'라는 의욕적인 마음이 듭니다. 몸에 활력이 솟고 기분이 쾌활해집니다. 머리가 맑아져서 곧바로 일을 시작할 수 있는 상태가 됩니다.

뇌가 가장 활발하게 움직이는 아침 시간대에 무엇을 하시나요? 저는 원고를 집필하고 책을 읽습니다. 아침 시간이 저에게는 황금과 같습니다. 그리고 아침의 시작은 바로 물입니다. 따뜻한 물 한 잔이 저에게는 '세로토닌'과 같습니다.

아침에 물 한 잔으로 당신의 하루가 빛나기를 기도합니다. 아침에 물 한 잔은 황금과도 같습니다. 물 분자 하나하나가 당신의 몸속에서 세포를 깨우고 활기를 불어넣습니다. 물 한 잔으로 하루를 상쾌하게 시작할 수 있습니다.

# 네 번째:
# 몸이 아플 때는 평소보다 2배로 마셔라

몸이 아플 때가 있습니다. 원인 모를 스트레스로 온몸이 쿡쿡 쑤십니다. 너무 많은 일을 단기간에 몰아서 하여 몸에 무리가 갑니다. 사람들과의 관계가 뜻대로 이루어지지 않습니다. 오랫동안 원하던 기회가 다른 사람에게로 가 버려 속이 쓰립니다. 가족과의 불화로 머리가 아픕니다. 너무나 다양한 것들이 우리를 둘러싸고 있습니다. 어느 하나라도 잘못되면 몸이 아프게 됩니다.

몸이 아플 때 어떻게 하나요? 자신만의 대응법이 있다면 세상을 살아가는 데 큰 힘이 됩니다. 몸이 아플 때 기분을 나아지게 하는 것만으로도 큰 효과가 있습니다. 몇 가지 방법을 소개합니다.

 물 마시기 : 몸이 아플 때는 평소보다 훨씬 많이 마시는 것이 좋습니다. 몸에 침투한 나쁜 병균을 없애기 위해 몸의 면역체계에서는 더 많은 에너지가 필요합니다. 몸에 쌓인 노폐물과 세균들을 없애는 데 필요한 것이 바로 물입니다. 차가운 물보다는 따뜻한 물을 마셔서 신진대사를 활발하게 하는 것이 중요합니다.

 따뜻한 차나 국물 마시기 : 차를 마시거나 국을 끓여서 먹습니다. 국은 채소나 닭고기를 넣은 것이 가장 증상을 가라앉혀 줍니다. 기침, 목 아픔, 코 막힘 증상에 효과가 있습니다. 따뜻한 차와 국이 편안한 기분이 들게 해 줍니다.

 카페인이 들어간 음료 피하기 : 아플 때는 카페인이 들어간 음료는 피하는 것이 좋습니다. 탈수의 원인이 될 수 있습니다. 대신 따뜻한 허브차를 마십니다. 예를 들어 캐모마일은 몸과 마음을 진정시키는 효과가 있습니다. 캐모마일은 국화과에 속하는 식물입니다. 긴장 완화, 두통 등의 통증 완화에 효과가 있고, 몸을 따뜻하게 합니다. 차로 마시면 위장장애의 완화에 도움을 줍니다.

 가습기로 적정 습도 유지하기 : 공기가 건조하면 가습기나 기화기를 켜서 공기에 수분을 공급합니다. 코 막힘과 기침 증상을 가라앉힐 수 있습니다. 적절한 습도와 온도를 유지할 수 있도록 하는 것이 중요합니다. 건강한 환경을 유지할 수 있는 습도는 40~60%입니다. 특히 겨울에는 많이 건조하기 때문에 가습기를 틀어서 적정 습도를 유지하는 것이 필요합니다.

우리 마음과 몸과 뇌는 연결되어 있습니다. 교사로 일하면서 학생들이 보건실에 가고 싶다고 말하는 경우를 많이 봅니다. 신기한 점은 몸에 특별한 이상이 없고 멀쩡해 보이는 아이가 계속 보건실에 가고 싶고 배가 아프다고 고통을 호소하는 것입니다. 신체적으로 아무 이상이 없는 아이입니다. 병원에서도 이유를 알 수 없습니다.

언젠가는 이 아이가 너무 아파 보이고 힘들어하여 부모님께 연락을 드려 집으로 보냈습니다. 아이 어머님과 통화를 했습니다. 어머님은 아이를 집에 보낸 저의 행동을 이해하지 못하겠다는 말투로 말했습니다. 아이가 집에 와서 아무렇지도 않게 실컷 놀았다고 합니다. 그렇다면 저는 속은 것이었을까요? 아이는 아프지도 않은 것을 아프다고 꾀병 연기를 했고 저는 바보같이 그 연기에 속아 '아이를 집에 보내는' 잘못을 범한 것일까요?

답은 '그렇지 않다'입니다. 정말 그 아이는 아팠습니다. 학교라는 공간이, 또래 아이들과 있는 시간이 너무나 괴로웠던 것입니다. 마음의 문제는 곧바로 뇌에 전달되고, 몸에 반응으로 나타납니다. 그 아이는 정말 아픈 것이었습니다.

마음의 문제를 어떻게 다스리느냐가 중요한 문제가 되었습니다. 그때 저는 그 아이에게 따뜻한 물 한 잔을 권하지 못한 것이 후회됩니다. '따뜻한 물 한 잔으로 마음의 여유를 갖고 생각해보았다면 달라지지 않았을까'하고 말입니다.

고민하던 일이 해결되거나 좋아하는 사람과 함께 시간을 보내면 아팠던 몸의 증상도 금방 나아집니다. 마음이 편하면 면역력이 향상되는지 기분 좋을 때 분비되는 신경전달물질 탓인지 알 수 없지만 확실히 마음이 편해야 몸도 건강합니다.

몸이 아프면 정신도 약해진다고들 합니다. 우울감과 삶의 무력감, 희망의 결여, 많은 짜증과 화로 뒤덮입니다. 신체의 질환뿐 아니라 정신적으로 상처가 있습니다. 뇌 손상 환자의 경우, 뇌 손상 부위가 감정이나 인지를 주관하는 영역이 아닌 신체 기능과 관련한 운동영역인 경우에도 정서적으로 취약한 임상 양상을 보입니다.

《너무 놀라운 작은 뇌세포 이야기》를 읽는 동안 놀라움의 연속이었습니다. 이 책에서 그 답을 찾을 수 있었습니다. 뇌 신경계와 신체 면역계의 작용이 우리의 신체 건강과 정신 건강 전반에 하나처럼 작용한다고 합니다. 지난 10년간 의과학계와 뇌신경학계를 뒤흔든 발견의 중심에는 작디작은 세포 하나가 있었습니다. 바로 '미세아교세포(microglia)'입니다.

미세아교세포는 몸과 뇌를 잇는 다리입니다. 신체가 외부 이물질에 대한 면역반응을 일으키듯 뇌신경 내의 변화 또는 사고를 감지하는 순간 뇌를 보호하기 위한 면역반응을 일으킵니다. 백혈구의 역할을 하는 것입니다. 하지만 도가 지나치면 파괴자로 돌변해 버립니다.

신체적인 혹은 정신적인 문제는 모두 근본적으로 염증성 자극이 유전적 소인과 맞물려 몸에 면역반응을 일으켜 나타납니다. 그렇다면 현대사회에 정신질환이 계속해서 증가하는 이유는 무엇일까요?

현대에는 우리의 면역계에서 총력적 방어가 필요한 상황이라고 오판할 만한 신종 유해화학물질이 곳곳에 널려 있습니다. 가구의 방염제, 배기가스의 다이옥신, 화장품의 내분비 교란 성분, 농작물의 살충제, 플라스틱의 비스페놀, 가공식품의 각종 첨가보존제로 인해 체내 염증반응은 최고 경계수준으로 치닫기 쉽습니다.

산업혁명으로 인한 항생제, 냉장 기술, 포장도로와 같은 것들은 이전 환경에 존재하던 미생물들이 살기 어려울 만큼 너무나 깨끗하고 위생적이며 편리해졌지만, 신생 환경 독성 물질들이 시도 때도 없이 만성적 면역반응을 유발합니다.

디지털 시대의 정서적 스트레스 요인들도 난무합니다. 한 가지에 집중하기는 더 어렵습니다. 깊이 읽고 내면을 성찰하기보다는 빨리 보고 판단해버립니다. 재미와 자극을 추구하는 것에 더 익숙합니다.


따뜻한 물 한 잔이 필요합니다. 따뜻한 말 한마디가 필요합니다. 아플수록 더 마셔야 합니다. 평소보다 배로 더 마셔야 합니다.

# 다섯 번째 :
# 소변 색깔이 투명하도록 자주 마셔라

    소변을 본 후 색깔을 확인하시나요? 건강 상태를 확인할 수 있는 가장 간편한 방법의 하나는 소변 색깔을 확인하는 것입니다. 매일 자신의 소변 색깔과 농도를 눈으로 직접 보는 것만으로도 큰 도움이 됩니다.

    만약 평소에 배출하던 소변과 색깔이나 묽기가 달라졌다면 건강에 이상이 생겼다는 신호일 수 있습니다. 미국 오하이오주 클리블랜드 클리닉의 비뇨기과 전문의 다니엘(Daniel) 박사는 폭스뉴스와의 인터뷰에서 "소변의 변화는 보통 수화 상태에 따라 달라진다."라며 "소변의 노란색의 엷고 짙은 정도는 유동체를 얼마나 흡수했고 배출했느냐의 차이"라고 말했습니다.

'물 마시기'를 통해 '수화(水和: Staying Hydrated)' 상태를 유지하는 것이야 말로 건강을 지키고 질병을 예방하는 가장 기초적인 일입니다.

저는 날마다 소변을 볼 때마다 유심히 색깔을 살피는 것이 이제 습관이 되었습니다. 간혹 진한 노란색의 소변을 보게 되는 경우가 있습니다. 그런 날은 물 마시는 것을 깜빡 잊거나 물을 챙기지 못한 날입니다. 그러면 얼른 물을 더 마셔서 소변 색깔을 맑게 만들려고 노력합니다.

소변의 색깔로 건강 상태를 확인하는 방법[57]을 찾아보았습니다.

투명한 색: 소변 색이 투명하다면 수분을 과도하게 섭취했다는 의미입니다. 다니엘 박사는 "필요 이상 많은 양의 물이 체내에 흡수되면 몸속 염분이 희석될 위험이 있다"라며 "드물긴 하지만 과도한 수분 보충이 몸에 심각한 해를 가할 수 있다"라고 말했습니다.[58] 하지만 이런 경우는 드뭅니다. 물을 충분히 마셔서 투명한 색을 만들어야 합니다.

소변이 연한 노란색이라면 수분을 적당히 섭취하고 있다는 의미입니다. 갈색으로 짙어진다면 수분을 보충해야 합니다.

맥주와 같은 갈색: 소변 색이 갈색을 띤다면 몸이 탈수 상태에 이른 것일 수 있습니다. 하지만 간에 이상이 생겼을 때도 소변이 갈색을 띠므로 병원에서 더욱 정밀한 검사를 받아보는 것이 좋습니다.

분홍색이나 붉은색: 소변이 붉은색 계통의 색을 보인다면 심각한 건강상 문제가 발생했을 확률이 있습니다. 비뇨기과에서 가장 경고성 신호로 생각하는 색깔이 붉은색이기 때문입니다. 간혹 우리가 섭취한 음식 때문에 붉은색이 나타날 때도 있지만 장기에서 출혈이 일어난 것일 확률도 있습니다. 신장병, 요로감염증, 심지어는 암일 확률도 있으므로 반드시 의사의 진단을 받아야 합니다.

파란색이나 녹색: 만약 소변이 파란색이나 녹색이라면 상당히 충격적일 것입니다. 색소가 들어간 음식을 먹고 이처럼 이상한 소변 색깔이 나타나는 경우가 있습니다. 색소가 소화기관에서 제대로 흡수가 이뤄지지 않아 그대로 배설된 것입니다.

저는 물을 많이 마시기 때문에 소변을 자주 봅니다. 다른 때는 괜찮지만 오전 시간과 잠자기 전에 소변을 볼 때는 매우 귀찮습니다. 오전에는 수업하거나 듣는 중이기 때문에 쉬는 시간을 기다렸다가 소변을 보아야 합니다. 밤늦게 잠자는 시간에는 침대에서 일어나는 과정이 귀찮아 참고 싶습니다.

오줌을 참는 것이 맞을까요? 참지 않는 것이 좋을까요? 일반적인 성인의 경우 하루 약 1.5~2ℓ의 소변이 신장에서 만들어지고 방광을 통해 배출됩니다. 놀라운 것은 밤 수면 중에는 배뇨를 한 번도 안 한다는 것입니다. 수면 도중 소변을 보기 위해 1회 이상 잠에서 깬다면 정상적인 배뇨 형태가 아니라는 점입니다.

　만약 배뇨 후 2시간 이내에 다시 배뇨 활동을 한다면 '빈뇨'라고 말하며, 과민성 방광의 대표적인 증상이라고 합니다. 일반적인 방광의 최대 용적은 약 500ml 정도로 보통 200ml 정도의 소변이 방광에 저장되면 '소변이 조금 마렵다'라는 느낌이 듭니다. 300ml 정도가 저장되면 '화장실 가고 싶다'라는 생각이 들며, 350ml 이상이면 '소변이 급하다.', 400ml 이상이면 '소변을 당장 쌀 것 같다'라고 느낍니다.

　배뇨 형태는 수십 년에 걸쳐 서서히 변형되기 때문에 과민성 방광의 배뇨 형태를 가지고 있어도 본인의 배뇨 형태가 잘못되었다는 것을 자각하기 어렵습니다. 오줌이 자주 마려워서 불안해 외출을 못 하거나 버스를 타고 한 시간 이상 이동을 두려워하는 등 일상생활을 유지할 수 없게 돼서야 병원을 찾게 된다고 합니다.

　사실 저는 이 부분에서 제가 비정상이라는 점을 인정하지 않을 수 없습니다. 잠을 자다 잠깐 깨서 한 번 이상 꼭 소변을 보는 습관이 있기 때문입니다. 그렇다고 해서 불안하거나 병에 걸릴까 두려움에 떨지는 않습니다. 모든 것이 완벽하게 정상일 수는 없기 때문입니다.

　영국의 소설가 겸 극작가인 윌리엄 서머싯 몸(William Somerset)의 《서밍업 : 문장과 소설과 인생에 대하여》가 떠오릅니다. 의대 재학시절 해부학 실습을 하는 도중 실제 사람의 장기가 정상적인 위치에 있지 않아서 당황

합니다. 그에게 가르침을 주던 교수가 말합니다. "해부학에서는 비정상적인 것이 정상적이다." 이는 그에게 큰 깨달음을 줍니다.

　나는 언제나 살아 있는 모델을 기준으로 작업해왔다. 해부실에서 지도 교수와 함께 내가 맡은 시체의 어떤 '부분'을 점검할 때 교수가 어떤 신경을 찾고 있느냐고 물었다. 나는 대답을 알지 못했다. 그러자 교수가 말해주었다. 하지만 나는 그것이 엉뚱한 자리에 있으므로 그 신경일 리가 없다고 항의했다. 교수는 그게 내가 안타깝게 찾고 있던 신경이라고 말했다. 나는 그 신경의 비정상적인 위치에 대하여 불평했고, 그러자 교수가 미소를 지으면서 해부학에서는 정상적인 것이 곧 이례적인 것이라고 말했다. 당시에 나는 짜증이 났지만, 그 말은 내 머릿속 깊숙이 박혔고, 그때 이후 그 말이 해부학뿐만 아니라 인간성에도 그대로 적용된다는 것을 나는 되풀이하여 확인했다. 정상은 당신이 발견하려고 애쓰지만 별로 발견하지 못하는 그런 것이다. 정상은 이상(理想)이다. 그것은 우리가 인간의 평균적인 특징에 적용하는 그림이고, 모든 정상적인 특징을 한 인간에게서 전부 발견하기를 기대하기란 어렵다.

　- 윌리엄 서머싯(William Somerset) 몸, 《서밍 업 : 문장과 소설과 인생에 대하여》, 92쪽

　스위스의 의사이자 심리학자 칼 구스타브 융의 《기억 꿈 사상》이라는 책에서도 비슷한 내용을 찾을 수 있습니다. 그는 인생에서 '완전성'보다 '원만함'을 추구하길 권합니다. 인생을 살아가는 동안 과오도 감수해야만 합니다. 어떤 순간에도 우리가 잘못이나 치명적인 위험에 빠지지 않는다는

보장은 없습니다.

완벽하지 않기에 아름답습니다. 비정상적인 것이 정상이라는 말은 저에게 큰 위로로 다가옵니다. 중요하지 않게 생각했던 오줌이 너무나 큰 역할을 하고 있었습니다. 오줌의 색깔을 잘 확인해봐야겠습니다. 소변 색깔이 투명하도록 자주 물을 마셔야겠습니다.

# 상선약수(上善若水)
# 최고의 선은
# 물과 같다

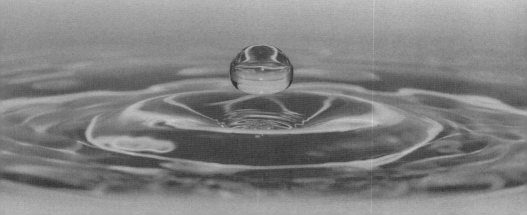

*"물은 만물을 이롭게 하고, 다투지 않습니다."*

물과 같은 사람이 되고 싶습니다. 물은 가장 낮은 곳으로 흐릅니다. 가장 낮은 곳은 사람들이 가기 싫어하는 곳일 수 있습니다. 냄새나고 더럽고, 역한 곳일 수 있습니다. 그곳이 낮다면 물은 개의치 않고 그곳으로 흐릅니다.

물이 시작한 곳은 산꼭대기 맑은 공기와 아름다운 새 소리, 바람 소리가 들리는 곳입니다. 인적이 드문 숲속입니다. 그곳에서 물은 시작하여 바다로 흐릅니다. 바다는 넓어서 모든 것을 포용합니다. 탁 트인 바다를 보면 마음이 개운해집니다. 바다는 어머니와 같습니다.

물을 많이 마시면 물과 같은 사람이 될까요? 물처럼 자유롭게 흐를까요? 사람은 물과 같은 존재일까요? 아니면 물이 되고자 노력하지만 결국 흙이 되고 마는 존재일까요? 살아있는 동안에는 몸의 대부분이 물이지만 시간이 흐름에 따라 물이 밖으로 나가서 결국 흙이 되는 것일까요?

물은 어리고, 아기와 같이 맑고 순수합니다. 무엇이든지 받아들일 준비가 되어있습니다. 그렇기에 물을 마십니다. 물을 마시고 또 마십니다. 물을 마시다 보면 나는 아기가 되어있습니다. 물을 마시다 보면 저의 마음은 맑아집니다. 물을 마시다 보면 물처럼 자유롭게 흐르고 싶어집니다.

물은 세상의 모든 것으로 변할 수 있습니다. 식물의 줄기와 잎, 뿌리가 됩니다. 사람의 피와 살이 됩니다. 동물의 머리와 꼬리, 몸통이 됩니다. 물은 이 세상 어디에나 존재하고 있습니다. 그러나 인간이 마실 수 있는 물은 한정되어 있습니다.

마실 물은 귀합니다. 우리는 이 마실 물을 지키고 아껴주어야 합니다.

이 책이 물처럼 흘렀으면 좋겠습니다. 제가 지금 글을 쓰고 있는 국립세종도서관에도 꽂혀 있고, 동네 학교 도서관에도 꽂혀 있고, 저녁때면 김이 모락모락 나는 어느 가정집의 식탁 위에도 놓여 있으면 좋겠습니다. 물처럼 이 사람의 손에서 다른 사람의 손으로 옮겨 다니고 싶습니다.

이 책이 물처럼 이로움을 주었으면 합니다. 물 한 잔 마실 새도 없이 바쁘게 사는 누군가에게 '아 맞다. 물 마셔야겠다.' 하는 생각을 하게 합니다. 물이 없어도 살 수 있다고 자신하던 사람에게 '물처럼 참 소중한 것이었구나.' 하는 생각을 하게 합니다. 평소 물을 자주 마시던 사람은 '와 나처럼 물에 중독된 사람이 있구나.' 하며 놀라게 합니다.

마지막으로 이 책을 읽고 있는 당신의 존재를 응원합니다. 세상에 태어난 당신은 물처럼 소중합니다. 존재에 대한 조건 없는 '긍정'은 물이 가져다준 선물입니다. 주관적인 반론 없이 모든 존재는 기립박수를 받아 마땅합니다. 물은 존재에 대해 있는 그대로 받아들입니다.

인생을 살아가는 중에 어떤 실수와 잘못이 있을 수 있습니다. 실수와 잘못도 감수하고 일어날 만한 일이었다고 물처럼 받아들입니다. 어떤 순간에도 우리가 실수하지 않는다는, 위험에 빠지지 않는다는 보장은 없습니다. 물은 그때 당신에게 '그래도 괜찮다.' '그럴 수 있다.'라고 위안이 되어줄 것입니다.

물은 참아내고 견디며 세계와 숙명을 받아들입니다. 물처럼 그 사실을 받아들인다면 사람은 패배에서도 승리를 체험하게 됩니다. 밖에서든 안에서든 아무것도 방해받지 않습니다.

오늘도 물을 마시며, 물과 같은 사람이 되어야겠다고 생각합니다. 최고의 선은 물과 같습니다.

# 참고 문헌

1   Jane Hirschfield, trans, 'Uvavnuk', untitled shaman song, in Women in Praise of the Sacred (New York, 1994)

2   피터 드러커, 《자기경영노트》, 70쪽

3   《나는 자연인이다》, MBN 〈나는 자연인이다〉 제작팀 지음

4   마가복음 5:39

5   김행숙(시인), 통각의 가능성, 「6」 작품해설, 민음사 시집, 135쪽

6   고영웅, 이지유럽, 이지앤북스 출판사

7   황광수, 《셰익스피어》, ㈜북이십일 아르테출판사

8   정준, 《송강 정철과 함께 걷는 관동별곡 8백리》, 청동거울출판사

9   마르틴 하이데거 지음. 전양범 옮김. 《존재와 시간》. 동서문화사

10  장 폴 사르트르 지음. 정소성 옮김. 《존재와 무》. 동서문화사

11  초신성 : supernova, 보통 신성보다 1만 배 이상의 빛을 내는 신성. 질량이 큰 별이 진화하는 마지막 단계로, 급격한 폭발로 엄청나게 밝아진 뒤 점차 사라진다.

12  플라즈마 : 기체 상태의 물질에 열을 가하면 만들어지는 이온핵과 자유전자로 이루어진 입자들의 집합체. 플라스마(plasma)는 그리스어로 '주조되어 만들어진 물건'이란 뜻으로 19세기 생물학이나 의학에서 사용되던 단어였다. 생물학에서는 원형질이나 세포질을 말하며, 의학에서는 혈장이나 림프액을 의미하는 말로 쓰였다. 물리학에서는 1928년 미국의 랑뮈어가 전자와 이온이 분리된 상태로 균일하게 존재하는 물질을 플라스마라고 불렀다. 고체 상태의 물질에 열을 가하면 액체 상태를 거쳐 기체 상태로 변한다. 여기에 더욱 에너지를 가해주면 원자나 분자에서 전자가 분리되어 전자(음이온)와 양이온들이 독립적으로 존재하면서 전기적으로 중성인 플라스마 상태가 된다.[네이버 지식백과] 플라스마 (세상을 움직이는 물리, 2012. 8. 15., 정갑수)

13  로렌스 크라우스 지음. 박병철 옮김. 《무로부터의 우주》. 도서출판 승산

14  제널드 폴락(Genrald Pollack), 《물의 과학》, 동아시아 출판사

15  캐럴라인 냅(Caroline Knapp), 《명랑한 은둔자(THE MERRY RECLUSE)》, 바다 출판사

16  유발 하라리, 조현욱 옮김, 《사피엔스》, 김영사

17  유발 하라리, 조현욱 옮김, 《사피엔스》, 김영사

18  마쓰이케 쓰네오, 《내 몸 해독의 시작 배변력 : 일주일이면 장이 달라진다》, 삼호미디어 출판

19  해외에서 활동한 인도인, 중국인 저임금 노동자를 일컫는 명칭. 특히 짐꾼, 광부, 인력거꾼 등을 가리켜서 외국인이 부르던 호칭이다.

20  구니키다 고쿠시. 1890년에 도쿄에서 출생. 군인이 되기를 희망하여 육군사관학교를 졸업했으나 문학을 좋아했으며 퇴역한 후에 작가가 됨. 희곡 「낡은 완구」, 「우시야마 호텔」 등으로 주목받았다.

21  기쿠치 간 외, 옮긴이 박현석, 《간단한 죽음》, 현인 출판사

22  조기성, 《감기는 굶어야 낫는다》, SISO 출판사

23  신영복, 《강의 : 나의 동양고전 독법》, 돌베개(2004)

24  신영복, 《강의 : 나의 동양고전 독법》, 돌베개(2004)

25  이홍우, 《미국교육학의 정체》 중 증보자료 6. 교육의 근본 : 그 말살과 회복, 교육과학사

26  C. G. Jung, op. cit. p.200.

27  gesso. 석고와 아교를 혼합한 회화 재료로, 캔버스의 애벌 처리를 위하여 테레빈유로 바르는 흰 물감.

28  정진호, 이동훈, 이시형 지음. 《코로나 시대 피부도 병들고 있습니다》 청림 Life 출판사

29  마쓰이케 쓰네오, 《내 몸 해독의 시작, 배변력》, 삼호미디어 출판사

30  대소변이 마려운 느낌

31  마쓰이케 쓰네오, 《내 몸 해독의 시작, 배변력》, 삼호미디어 출판사

32  데이브 아스프리, 《최강의 인생》, 비즈니스북스(2019)

33  태진아, 동반자, 2004.4.8.

34  태진아(데뷔 50주년 기념앨범) 2021.5.30.

35  강선영, 《소식, 가난한 밥상의 기적》, 서울: 대가, 2011

36  마누엘라 마케도니아 지음 ;박종대 옮김, 《유쾌한 운동의 뇌 과학 : 더 똑똑하게 살면서, 우울증과 치매, 번아웃을 예방하는 법》, 파주 : 해리북스(해리books), 2020

37    Chaddock, L et al. A neuroimaging investigation of the association between aerobic fitness, hippocampal volume, and memory performance in preadolescent children. Brain Res. 1358, 172–183 (2010).

38    Nokia, M. S. et al. Physical exercise increases adult hippocampal neurogenesis in male rats provided it is aerobic and sustained. J. Physiol. (Lond.) 594, 1855–1873 (2016).

39    Kramer, A. F. et al. Task coordination and aging: Explorations of executive control processes in the task switching paradigm. Acta psychologica 101, 339–378 (1999).

40    Holiga, S. et al. Overweight and obesity are associated with neuronal injury in the human cerebellum and hippocampus in young adults: a combined MRI, serum marker and gene expression study. Translational Psychiatry (2012).

41    뇌 속의 점액질 부분, 백색질은 신경아교세포와 축삭다발로 이루어져 있고, 축삭다발은 뇌의 내면에서 정보 전달의 고속도로 역할을 한다.

42    Mueller, K et al. Sex-dependent influences of obesity on cerebral white matter investigated by diffusion-tensor imaging. PloS one (2011).

43    Cattaneo, E. & Mckay, R. Proliferation and differentiation of neuronal stem cells regulated by nerve growth factor. Nature 347, 762–765 (1990).

44    Zagrebelsky, M. & Korte, M. Form follows function: BDNF and its involvement in sculpting the function and structure of synapses. Neuropharmacology 76, 628–638 (2014).

45    Horch, H. W. & Kats, L. C. BDNF release from single cells elicits local dendritic growth in nearby neurons. Nat. Neurosci. 5, 1177–1184 (2002).

46    Numakawa, T. et al. BDNF function and intracellular signaling in neurons. Histology and Histopathology 25, 237–258 (2010).

47    마누엘라 마케도니아 지음 ;박종대 옮김, 《유쾌한 운동의 뇌 과학 : 더 똑똑하게 살면서, 우울증과 치매, 번아웃을 예방하는 법》, 파주 : 해리북스(해리 books), 2020

48 Nabkasorn, C. et al. Effects of physical exercise on depression, neuroendocrine stress hormones and physiological fitness in adolescent females with depressive symptoms. European journal of Public Health 16, 179–184 (2006).

49 아보 도루 지음 ;박인용 옮김, 《잠, 호르메시스, 반신욕이 암을 이긴다 : 병 안 걸리는 사람들의 3법칙》, 서울 : 한언, 2014

50 감마-아미노뷰티르산 또는 $\gamma$-아미노뷰티르산(영어: $\gamma$-aminobutyric acid, GABA)은 포유류의 중추신경계에 작용하는 억제성 신경전달물질이 다. GABA는 신경계에서 신경의 흥분을 조절하는 역할을 맡고 있으며, 인간 의 경우 $\gamma$-아미노뷰티르산은 근육의 상태를 직접적으로 조절하며, 곤충에 서는 신경 수용체의 흥분에만 관여한다.

51 당대 두목杜牧의 〈제다산(題茶山)〉에 "산은 실로 동오가 아름다운데 차는 서초괴라 일컫는다네"라는 내용이 보인다. 원문에는 '초서지괴'라 하였는데 '서초괴'를 네 글자 구문에 맞춰 바꿔 표현한 것이다.

52 중국 당대 시인 노동의 〈붓을 달려 맹간의가 햇차를 보내온 데 감사하다〉 내 용을 말한 것이다.

53 당대 기모경이 〈벌다음서伐茶飮序〉에서 "체한 것 풀어주고 막힌 것 뚫는 것 은 하루의 이로움으로 잠시 좋은 것이고, 기를 마르게 하고 정기를 소모시키 는 것은 평생의 누가 큰 것이다. 이익을 얻으면 공을 차의 힘에 돌리고, 병이 생겨도 차의 재앙이라 하지 않는다. 어찌 복은 가까워서 쉽게 알고, 화는 멀 어서 보기 어려운 것이 아니겠는가?"라고 차의 효용에 대해 설명한 것을 말 한 것이다.

54 이찬황은 당나라 때의 이덕유(787~849)를 가리킨다. 이덕유가 차가 음식을 소화시키는 효능이 있음을 직접 실험한 것을 말한다. 《중조고사中朝故事》에 "이덕유가 말했다. '이 차는 술과 음식의 독을 없앨 수 있다.' 곧 명하여 차를 끓여 고기에 붓고 은합을 닫도록 하였다. 다음날 아침에 보니 고기는 이미 물 로 변해 있었다. 많은 사람들이 넓은 식견에 탄복하였다."라는 내용이 있다.

55 노공 : 중국 북송 때 재상을 지낸 문언박文彦博(1006~1097)을 말한다.

56 한자 : 당대 문인이자 당송팔대가 중 한 사람인 한유(768~824)를 말한다.

57 참고 뉴스 : 미국 건강 뉴스 프리벤션(https://www.prevention.com/ health/)

58 "노란색? 갈색? 소변 색깔로 본 당신의 건강", 코메디닷컴, 문세영 기자, 2014